骨质疏松症

防治与调养全书

任泽琴　赵　荣　李　川　主编

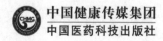
中国健康传媒集团
中国医药科技出版社

U0206966

内 容 提 要

　　本书分为认识骨质疏松症、诊断骨质疏松症、治疗骨质疏松症及骨质疏松症的养生调护四个部分，除讲解骨质疏松症相关知识及中西医诊疗方案外，还介绍了骨质疏松症的饮食调养、运动指导、日照原则及危险因素控制方法。通过阅读本书，读者可以对骨质疏松症有全面科学的认识，提高自我调养的能力。

　　本书内容丰富，深入浅出，实用性强。可供骨质疏松症患者、家属及中医、中西医结合医疗、护理工作者参阅。

图书在版编目（CIP）数据

　　骨质疏松症防治与调养全书 / 任泽琴，赵荣，李川主编 . —北京：中国医药科技出版社，2024.4

　　ISBN 978-7-5214-4528-2

　　Ⅰ.①骨… 　Ⅱ.①任… ②赵… ③李… 　Ⅲ.①骨质疏松–防治 　Ⅳ.① R681

中国国家版本馆 CIP 数据核字（2024）第 059644 号

美术编辑　陈君杞
版式设计　南博文化

出版　**中国健康传媒集团** | 中国医药科技出版社
地址　北京市海淀区文慧园北路甲 22 号
邮编　100082
电话　发行：010-62227427　邮购：010-62236938
网址　www.cmstp.com
规格　710×1000mm $^1/_{16}$
印张　6 $^1/_2$
字数　100 千字
版次　2024 年 4 月第 1 版
印次　2024 年 4 月第 1 次印刷
印刷　北京侨友印刷有限公司
经销　全国各地新华书店
书号　ISBN 978-7-5214-4528-2
定价　**39.00 元**

获取新书信息、投稿、为图书纠错，请扫码联系我们。

编委会

前言

    时光荏苒，岁月如梭，本人对骨质疏松症的临床和研究生涯已经步入第24个年头。在20余年的临床与科研工作当中，随着对骨质疏松症认识的不断深入，愈发感到骨质疏松症科普之重要。骨质疏松症与衰老密切相关，跨越骨科、妇科、内分泌、代谢、营养和生物力学等多个学科，骨的发育、成熟、代谢、衰老与我们身体的生、长、壮、老，已是同步的，以目前中国人的平均寿命77~78岁来看，从理论上来讲，我们每个人都会得骨质疏松症，无非是早还是迟。但是近年来骨质疏松症的患病人群呈现了年轻化的趋势，很多专家学者都在呼吁，骨质疏松症已经不再是老年人特有的疾病，它可以发生在任何年龄段。让更多的人科学认识骨质疏松症，对推迟骨质疏松症的发病年龄、延缓骨质疏松症病情进展、预防骨质疏松性骨折的发生具有重要意义。

    骨质疏松症俗称"骨质疏松"，也被称为"沉默的杀手""寂静的疾病"，因其发病没有特异性症状，很多人都是在经历骨质疏松性骨折后才被确诊患有骨质疏松症。2018年国家卫生健康委员会首次开展了中国居民骨质疏松流行病学调查，结果显示：50岁以上人群骨质疏松症患病率为19.2%，65岁以上的女性患病率为51.6%，女性患病率水平显著高于欧美国家。其中更加值得关注的是低骨量人群庞大，40~49岁低骨量人群占比为32.9%，50岁以上低骨量人群占比为46.4%，这些低骨量人群可能在短期内发展成为骨质疏松症患者。

骨质疏松症最常见的症状是腰背痛、抽筋、驼背、身高缩短，最严重的是骨质疏松性骨折，很多人只是轻微扭伤，甚至走路不稳，跟跄一下，就会发生骨折。随着中国老龄化程度的不断加深，60岁以上的人口比重超过国际老龄化标准8.1%，65岁以上人口超过国际老龄化标准5.57%。据统计，我国骨质疏松症患者约为9000万，约50%的女性和20%的男性在50岁后会遭遇初次骨质疏松性骨折，50%的初次骨质疏松性骨折患者会再次发生骨质疏松性骨折，髋部骨折因致残率高、致死率高，故被称为"人生最后一次骨折"。

科学防治骨质疏松性骨折不仅能保证生活质量，还能在某种程度上延长老年人的寿命。大量研究表明，改变生活习惯及合理用药可控制骨质疏松症的发展。30岁之前保证营养，加强锻炼，获得一个高骨量峰值，意味着身体的骨量银行储备充足，这样，步入老年后，当骨分解大于骨合成后，我们骨量银行的储备才能支撑更长时间的骨流失，延迟骨质疏松症的发生；绝经或步入老年后，注重钙和维生素D的摄入，经常晒太阳，保证饮食多样化，适度运动，接受针灸等预防性治疗，对于骨质疏松症的预防都具有一定的疗效。

任泽琴是我们针灸防治骨质疏松症团队的主要成员之一，多年来一直致力于骨质疏松症的防治和康复治疗，其主编的《骨质疏松症防治与调养全书》涵盖了骨质疏松症的基本知识和预防治疗方法，是一本难得的防治骨质疏松症的实用书籍，相信广大患者一定会受益，也期待有更多高质量的骨质疏松症科普书籍出版，为防治骨质疏松症贡献一份力量，助力健康中国建设。

赵 荣

2023年12月

CONTENTS | 目录

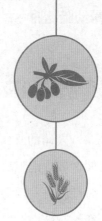

第一部分

认识骨质
疏松症

骨质疏松及骨质疏松症

人体的骨组织里有两种非常重要的细胞，一种叫做成骨细胞，另一种叫做破骨细胞。我们的骨代谢过程就好像建房子，成骨细胞负责盖房子，破骨细胞负责拆房子，它们的协作配合维持着骨代谢的动态平衡，一旦这种平衡被打破，拆房子比盖房子快，房子就会越盖越矮，造成骨流失，导致骨质疏松。

骨质疏松严重到一定程度会形成骨质疏松症（osteoporosis，OP）。骨质疏松症，顾名思义，就是骨骼的硬度不够了，类似于水泥中钢筋变少了。骨质疏松症是一种系统性骨病，其特征是骨量下降和骨的微结构破坏，表现为骨的脆性增加，因而骨折的危险性大为增加，即使是轻微的创伤或者无外伤的情况下也容易发生骨折。

骨质疏松症的流行病学

2018年10月，国家卫生健康委员会发布的骨质疏松症流行病学调查结果显示，我国骨量减少及骨质疏松症患者数量已达到3亿以上，65岁以上人群骨质疏松症患病率达32%，其中女性为51.6%，也就是说平均每2位65岁的女性中就有1人患病！骨质疏松症最严重的并发症是骨质疏松性骨折，是老年人致残和致死的主要原因之一。其中髋部骨折又被称为"人生的最后一次骨折"，患者骨折后1年内死亡率可达20%~30%，总体致残率可达50%，后期的医疗及护理需要投入大量的人力、物力和财力，造成沉重的家庭和社会负担。

一般来讲，男性45岁以后，女性35岁以后，骨量就开始流失；随着年龄的增加，流失的速度逐渐加快，到60岁左右大约有50%的骨量流失；75岁以上的女性，骨质疏松症的发病率可达90%以上。因此，很多人把骨质疏松症看成一种"老年病"。事实真的如此吗？不！骨质疏松可发生在任何年龄阶段。年轻时储备的骨量越多，年老发生骨质疏松的时间越晚、程度也越轻，所以骨质疏松的预防要从此刻抓起。

总的来说，患骨质疏松症的女性多于男性，该病常见于绝经后的女性和老年人。女性一生发生骨质疏松性骨折的危险性高达40%，而男性则为14%。从女性绝经期开始，每年平均骨量丢失率为1%~3%，骨量丢失高者甚至可达5%，持续5~10年。

骨质疏松症的检测方法

X线平片

X线平片检查也就是日常所说的"照片"，是诊断骨质疏松症常用的检查方法。该病患者的X线平片上可以发现相对严重的骨质疏松，表现为骨透亮度增加，骨小梁减少及间隙增宽，横行骨小梁消失，骨结构模糊，但通常需在骨量下降30%以上才能观察到，受观察者经验和主观因素影响，对早期的骨量丢失并不敏感。

CT

CT也是诊断骨质疏松症的常用影像学检查方法。CT图像为断面解剖，避免了X线平片的组织重叠投影问题，其诊断骨质疏松症和X线一样受主观因素影响较大。CT的优势在于可以进行多平面重组，显示骨质疏松导致的细微骨折更敏感。

磁共振成像（MRI）

MRI无辐射，组织对比度高，可较X线平片和CT更灵敏地显示骨髓早期改变，骨质疏松者骨髓内脂肪增多，MRI的脂肪抑制序列可用于测量骨髓的脂肪含量，对骨质疏松进行初步评价和研究，但目前还不能用于骨质疏松症的诊断。

骨密度检测

骨密度检测是骨折的预测指标。测量任意部位的骨密度，可以用来评估总体的骨折发生危险度；测量特定部位的骨密度可以预测局部的骨折发生的风险。

如何测量骨密度

当怀疑自己患有骨质疏松症时，需要及时到医院或专业机构进行检查。骨质疏松症的诊断通常需要进行骨密度、X线、骨转换生化学检查。其中最常规的就是骨密度的测定，骨密度测量技术主要是利用X线通过不同介质发生不同程度衰减的原理，对人体骨矿含量、骨密度以及体质成分进行分析的无创性测量方法。目前，常用的骨密度测量技术主要包括双能X线吸收仪（DXA）、定量CT（QCT）、四肢DXA（pDXA）和足跟定量超声测定等。

• 双能X线吸收测定

双能X线吸收测定采用高低两种能量的X线对人体进行扫描，测量骨密度。双能X线吸收测定比较快速、可靠。是一种可以测定全身任何部位的骨量的方法，而且辐射剂量低，是目前应用广、认可度高的骨密度测量方法，是世界卫生组织（WHO）推荐的测量骨密度的"金标准"。该方法有以下优势。

①有中国人群、多中心、大样本并具有一定人群代表性的数据库，数据更准确、更具有可比性。

②辐射剂量极低，类似机场过安检，比如针对身体某一部位进行双能X线吸收测定时，其对人体的放射剂量相当于胸部X线的1/30，定量CT的1%。

③有权威诊断标准。骨质疏松的DXA诊断标准由世界卫生组织专家组制定，我国的骨质疏松学术组织推荐该标准在中国绝经后女性和老年男性中使用。

- 定量CT

利用临床CT扫描的数据，结合定量CT的质量控制和分析系统测量骨密度的方法。不同机型的CT机扫描获得的数值差异较大，辐射剂量高于双能X线吸收测定。

- 外周骨密度测量

外周骨密度测量方法均为采用X线进行的骨密度测量，包括外周定量CT（pQCT）、四肢双能X线吸收测定、单能骨密度测量、放射吸收法等。这些方法测量结果的准确性和重复性较好，有辐射剂量较小、设备便携等优势，但目前不建议用于骨质疏松症的诊断和药物疗效判断，仅可用于骨质疏松风险人群的筛查和骨质疏松性骨折的风险评估，适用于中小医院或社区人群的骨质疏松症筛查。

- 足跟定量超声测定

足跟定量超声测定是一种对足跟进行超声检测以测定骨密度的方法。它是通过超声骨强度测量仪来进行的，可以较准确地预测髋部骨折危险。足跟定量超声检测是一种安全、无辐射的检测模式，能对骨骼状况进行定量评估，而且操作简单方便。

哪些人需要做骨密度检查

- 女性65岁以上和男性70岁以上，无论是否有其他危险因素；
- 女性65岁以下和男性70岁以下，有一个或多个骨质疏松危险因素；
- 有骨质疏松性骨折史和（或）骨质疏松性骨折家族史的男、女成年人；
- 各种原因引起的性激素水平低下的男、女成年人；
- X线摄片已有骨质疏松改变者；
- 接受骨质疏松症治疗，进行疗效监测者；
- 有影响骨代谢疾病或使用影响骨代谢药物史；
- IOF一分钟检测结果阳性者；
- OSTA结果≤ –1的人群。

骨质疏松症的常见症状

疼痛

原发性骨质疏松症最常见的症状，以腰背痛多见，占疼痛患者中的70%~80%。疼痛沿脊柱向两侧扩散，仰卧或坐位时疼痛减轻，直立时后伸或久立、久坐时疼痛加剧，弯腰、咳嗽、排便用力时加重。一般骨量丢失12%以上时即可出现骨痛。老年人患骨质疏松症时，椎体压缩变形，脊柱前屈，肌肉疲劳甚至痉挛，产生疼痛。近期胸腰椎压缩性骨折，亦可产生急性疼痛，相应部位的脊柱棘突可有强烈压痛及叩击痛。若压迫相应的脊神经，则可产生四肢放射痛、双下肢感觉运动障碍、肋间神经痛，胸骨后疼痛类似心绞痛。若压迫脊髓、马尾神经，还会影响膀胱、直肠功能。

乏力

表现为容易疲劳，劳累后加重，负重能力下降甚至无法负重。

骨折

骨折是退行性骨质疏松症最常见和最严重的并发症。胸腰椎压缩性骨折，脊椎后弯，胸廓畸形，可使肺活量和最大换气量显著减少，患者往往可出现胸闷、气短、呼吸困难等症状。

其他伴随症状

骨质疏松严重时可导致胸椎变形，严重者可压迫心肺，出现循环、呼吸系统的功能异常，如驼背患者常伴发心悸、胸闷气短、呼吸困难，肺活量下降等心肺症状。

骨骼畸形导致周围皮肤出现褶皱，褶皱处多汗潮湿，极易滋生细菌，出现瘙痒甚至糜烂，长期卧床者还易产生压疮。

骨质疏松症患者体征及中医四诊表现

骨质疏松症患者体征

骨质疏松症患者体检时可发现脊柱变形，表现为身长缩短、驼背，多在疼痛后出现。脊椎椎体前部负重量大，尤其是第11、12胸椎及第3腰椎，负荷量更大，容易压缩变形，使脊椎前倾，形成驼背。随着年龄增长，骨质疏松加重，驼背曲度加大。老年人骨质疏松时椎体受压缩，椎体每缩短2mm，身长平均缩短3~6cm。

骨质疏松症患者中医四诊表现

骨质疏松症有许多不同的中医证型，其四诊表现也不同，目前多分为肝肾阴虚证、肾阳虚证、肾阴阳两虚证、脾肾阳虚证、脾胃虚弱证、肾虚血瘀证及气滞血瘀证。其中，肝肾阴虚、脾肾阳虚、肾虚血瘀的辨证分型体系被越来越多诊疗规范所推荐。

表1-1　肝肾阴虚型、脾肾阳虚型和肾虚血瘀型的中医四诊表现

四诊	肝肾阴虚型	脾肾阳虚型	肾虚血瘀型
望诊	形体消瘦，驼背弯腰，舌红少苔	面色白，弯腰驼背，舌淡胖，苔白滑	舌质淡紫
闻诊	无特殊	无特殊	无特殊
问诊	腰膝酸痛，手足心热，下肢抽筋，两目干涩，眩晕耳鸣，潮热盗汗，失眠多梦	腰膝酸软，双膝行走无力，畏寒喜暖，腹胀，腰膝冷痛，食少便溏	腰脊刺痛，腰膝酸软，下肢痿弱，步履艰难，耳鸣
切诊	脉细数	脉沉迟无力	脉细涩

骨质疏松症的高危人群

骨质疏松症是由于体内的钙质流失而造成的，生活中过度减肥的人、老年人、经常喝咖啡和浓茶的人，以及长期服用甲状腺激素或肾上腺皮质激素等药物的人，都是骨质疏松症的高发人群。生活中适量补充钙及维生素D，积极参加运动，有助于预防骨质疏松症的发生。

遗传相关人群

女性停经过早（40岁以前）；体格瘦小者；白种人、黄种人比黑人易患；家族有老年性骨折者或有骨质疏松性骨折史的成年人。

年龄相关人群

65岁以上女性；70岁以上的男性无其他骨质疏松危险因素；65岁以下绝经以后的女性或70岁以下老年男性伴有一个或多个骨质疏松危险因素。

生活习惯偏嗜人群

嗜烟、过度饮酒、大量摄取咖啡及茶、不当节食减肥、饮食过于清淡或偏高蛋白、体力活动缺乏（制动）者。

营养相关人群

饮食中营养失衡、蛋白质摄入过多或不足、高钠饮食、低体重、钙和/或维生素D缺乏（光照少或摄入少）。

疾病相关人群

各种原因致性激素水平低下的成年人，性腺功能低下，慢性胃肠功能紊乱，慢性肝、肾功能不全，糖尿病、甲状腺功能亢进患者，卵巢、子宫、胃大部、小肠切除者等。

用药相关人群

有影响骨矿代谢的疾病和药物应用史的人群。服用糖皮质激素、抗癫痫药、甲状腺激素及甲氨蝶呤等影响骨代谢药物。使用糖皮质激素治疗6个月以上的患者中，骨质疏松症的发生率大约为50%。

骨质疏松症的发病机制

西医病因病机

骨骼需有足够的刚度和韧性以维持其强度，承载外力，避免骨折。为此，要求骨骼具备完整的层级结构。骨骼的完整性由不断重复、时空耦联的骨吸收和骨形成过程维持，此过程称为骨重建。成年前骨骼不断构建、塑形和重建，骨形成和骨吸收的正平衡使骨量增加，并达到骨峰值；成年期骨重建平衡，维持骨量；此后随年龄增加，骨形成与骨吸收呈负平衡，骨重建失衡造成骨量丢失。

力学刺激和负重有利于维持骨重建，修复骨骼微损伤，避免微损伤累积和骨折。分布于哈弗斯管周围的骨细胞（占骨骼细胞的90%~95%）可感受骨骼的微损伤和力学刺激，并直接与邻近骨细胞，或通过内分泌、自分泌和旁分泌的方式与其他骨细胞联系。当力学刺激变化或微损伤贯通板层骨或微管系统时，会通过影响骨细胞的信号传导，诱导破骨细胞前体迁移和分化。

雌激素缺乏是原发性骨质疏松症重要的发病机制之一。雌激素水平降低会减弱对破骨细胞的抑制作用，破骨细胞的数量增加、凋亡减少、寿命延长，导致骨吸收功能增强。尽管成骨细胞介导的骨形成亦有增加，但不足以代偿过度骨吸收，骨重建活跃和失衡致使小梁骨变细或断裂，皮质骨孔隙度增加，导致骨强度下降。雌激素减少能降低骨骼对力学刺激的敏感性，使骨骼呈现类似于失用性骨丢失的病理变化。

老年性骨质疏松症一方面由于增龄造成骨重建失衡，骨吸收/骨形成比值升高，导致进行性骨丢失；另一方面，增龄和雌激素缺乏使免疫系统持续低度活化，处于促炎症状态。此外，随年龄增加和生活方式相关疾病引起的氧化应激及糖基化增加，使骨基质中的胶原分子发生非酶促交联，导致骨强度降低。

中医病因病机

中医学中没有"骨质疏松症"的病名，但历代中医文献中"骨痿""骨枯""骨极""骨痹"的描述与骨质疏松症的临床症状和体征极其相似，其中定性、定位比较准确的当属"骨痿"。

肾虚为骨痿之根本。《黄帝内经》中提及"肾主骨"，故中医认为人体骨骼问题与肾息息相关。《医经精义》说："肾藏精，精生髓，髓生骨，故骨者肾之所合也。髓者肾精所生，精足则髓充，髓充者则骨强。"其认为骨骼的生长有赖于骨髓的滋养，而骨髓为肾精所化，故只有肾中精气充沛，骨骼才能充实有力，故有《仙传外科集验方》说的"肾实则骨有生气"，所以中医理论系统通过"肾精–骨髓–骨"将肾与骨的生理病理密切联系在一起。《灵枢·经脉》说："足少阴气绝，则骨枯……骨不濡则肉不能著也，骨肉不相亲则肉软却……发无泽者骨先死。"这明确指出了骨质疏松症的根本病机为肾气虚损。因此，各种原因引起的肾虚均会导致肾精不足，骨髓无以化生，骨骼无以充养，致使骨骼脆弱无力，故"肾气乃伤，高骨乃坏"（《素问·生气通天论》）。《景岳全书·痿证》："肾者，水脏也，今水不胜火，则骨枯而髓虚，故足不任身，发为骨痿。"骨痿不仅和肾密切相关，"阳明者，五脏六腑之海，主润宗筋，宗筋主束骨而利机关也"（《素问·痿论》）。骨骼的运动全靠筋脉的附着，脾胃生化无力，不能濡养筋脉，使得骨髓失养，最终也可以导致骨痿。《难经·论经脉十四难》："五损损于骨，骨痿不能起于床。"更指出骨痿与五脏皆相关。

骨质疏松症的危害

骨质疏松症是一种与衰老、营养缺乏和缺乏运动有关的疾病，骨质疏松症在全球范围内是一个严重的公共卫生问题，它的发病率和死亡率已经超过癌症和心血管疾病。在一些国家，骨质疏松症给医疗保健带来了沉重的负担，这不仅增加了患者的医疗费用，还降低了患者的生活质量。

骨质疏松症对老年人的影响最大。骨质疏松症可导致患者出现身高缩短、驼背、骨折等症状，严重影响老年人的生活质量。此外，骨质疏松症还可能导致患者出现呼吸功能下降、心肺功能下降等并发症，从而增加医疗费用支出。骨质疏松症还会对儿童健康产生严重影响。孩子们在成长过程中可能会遇到各种问题，包括学习问题、生活习惯问题、心理健康问题等。世界卫生组织（WHO）估计，在全世界每年有超过300万人因骨质疏松症而致残，其中一半以上在发展中国家。另外，全球每年因骨质疏松症死亡的人数为165万人，中国为50万人左右。

骨质疏松性骨折（或称脆性骨折）是指受到轻微创伤（相当于从站立高度或更低的高度跌倒）即发生的骨折，是骨质疏松症的严重后果。骨质疏松性骨折的常见部位包括椎体、前臂远端、髋部、肱骨近端和骨盆等，其中椎体骨折最为常见。随着我国人口老龄化的加重，骨质疏松性骨折的发生率仍处于急速增长期。骨质疏松性骨折的危害巨大，是老年患者致残和致死的主要原因之一。骨质疏松症患者的疼痛多发生在腰部和髋部，而髋部骨折是老年骨质疏松症最严重的并发症。发生髋部骨折后1年内，20%患者可能死于各种并发症；约50%患者致残，生活质量明显下降。而且，骨质疏松症及骨质疏松性骨折的医疗和护理，还会造成沉重的家庭和社会负担。预计至2035年，我国用于主要骨质疏松性骨折（腕部、椎体和髋部）的医疗费用将达1320亿元；而至2050年，该部分医疗支出将攀升至1630亿元。

骨质疏松症的十大误区

误区一：骨质疏松是老年人的事，和年轻人无关

骨质疏松症不是老年人的专利，它正在悄然年轻化。骨密度在人25岁左右达到峰值，35岁后逐渐下降，45岁后是骨质疏松的高发期，70岁以后的老年人骨质疏松发病率高达50%~60%。有研究发现，骨质疏松症在女性中高发，50岁以上女性骨质疏松症的患病率高达29%~40%；男性中高发，50岁以上男性骨质疏松症的患病率高达22%。如果不及时治疗，会造成严重后果。骨质疏松症患者常有腰背疼痛、驼背、骨折等症状，严重时甚至活动受限。骨质疏松在我国已经成为一个非常严重的公共卫生问题，骨质疏松症和它所导致的骨折会给患者带来巨大的经济负担和精神压力。

误区二：骨质疏松症只发生在老年妇女和老年人中

其实，骨质疏松症可发生在各个年龄段，尤其是女性和老年人。临床上，骨质疏松症的患者中女性约占70%~80%，男性约占30%~40%。虽然绝经后的女性骨量丢失较男性明显，但这并不意味着绝经前的女性就不会患有骨质疏松症。在绝经后的2~3年内，由于雌激素下降导致骨吸收增加，骨密度开始下降。再加上一些不良生活方式、营养因素等影响，绝经期后的女性发生骨质疏松症的风险更高。这也是骨质疏松症在老年人中高发，却在中青年人群中相对少见的原因。骨质疏松症不是老年人的"专利"，中年人甚至青少年也要重视自己的骨骼健康。

误区三：骨折了才治，没骨折不治

很多人认为骨质疏松是个"老毛病"，没骨折就不需要治疗，这是一个认识误区。骨质疏松症的患者一旦出现腰背部疼痛、驼背、身高降低就要引起重视，及时就医。骨质疏松症的治疗原则是早发现、早诊断、早治疗。预防

骨质疏松最有效的方法就是从儿童期开始坚持每天进行体育锻炼，坚持长期抗阻运动，如游泳、舞蹈、体操、太极拳等，以提高骨骼强度。而预防骨质疏松最重要的就是要避免或少用影响骨代谢的药物。在饮食方面，要多食用富含钙及维生素D的食物，如牛奶、酸奶、奶酪等；此外，还可以多食用一些含钙量高的食物，如虾皮、海带等。

误区四：钙补得越多越好

因为人体内的钙大部分都在骨骼中，骨骼中的钙比较难通过饮食获取，所以需要额外补充。不过补钙要适量，摄入过量的钙可能会造成高钙血症，严重的会造成肾结石，甚至诱发肺栓塞。

误区五：只吃钙片就能预防骨质疏松症

虽然补钙不能完全预防骨质疏松症，但确实有很多研究提示补钙与骨密度的增加有关，因此在生活中，要注意保持良好的生活方式，多运动、晒太阳，避免过量饮酒和吸烟，定期监测骨密度等。绝经后的妇女，应多食用富含钙和维生素D的食物，如牛奶、鸡蛋、海产品、豆制品等，在医生指导下服用钙剂。

误区六：骨质疏松症是小病，没必要治疗

骨质疏松症是一个缓慢进展的过程，从初期的骨量减少到中期的骨结构破坏，再到晚期的骨组织严重破坏，发生骨折。目前的治疗目标是最大程度地降低骨折风险，改善骨结构，提高生活质量。

误区七：老年人骨质疏松，可以通过饮食补充

老年人的骨质疏松与饮食的关系不大，单纯通过饮食补充钙的效果并不明显，但可以通过适当的运动和晒太阳来提高钙质的吸收和利用。老年人每日运动时间应大于30分钟，可进行散步、慢跑、游泳等。此外，还应避免久

坐不动，因为久坐会导致体内钙流失。

误区八：骨质疏松就是骨头差了，所以补钙就能好

补钙是改善骨质疏松的基础，但仅靠补钙，不能达到理想的治疗效果。骨质疏松症是一种全身性疾病，随着年龄增长，骨组织逐渐出现退行性变化，骨量减少，骨结构破坏、变薄，导致骨质脆性增加、易发生骨折。但是单纯补钙并不能使骨质疏松症的症状完全消失，还应进行综合治疗。骨密度检测是骨质疏松症诊断的重要指标之一，对于确诊为骨质疏松症的患者，应在医生指导下进行治疗。

误区九：骨头不好，宜静不宜动

骨组织的代谢和骨骼的强度离不开肌肉的牵拉和收缩刺激。缺乏肌肉的活动，骨骼承受的外力减少，造成骨吸收超过骨形成，会导致失用性骨量丢失或失用性骨质疏松。

误区十：只有缺钙才会导致骨质疏松

随着生活水平的提高，人们对健康的关注也越来越高，很多人认为骨质疏松就是缺钙，事实上，骨质疏松不仅与缺钙有关，还与身体缺乏某些营养素有关。比如维生素D与钙的吸收有密切关系，维生素D不足会导致缺钙。另外，患有慢性肝病、慢性肾病等疾病的人也可能存在缺钙的情况。因此，对于骨质疏松症患者而言，除了要重视饮食、加强体育锻炼外，还需要补充维生素D和蛋白质来增加骨密度。

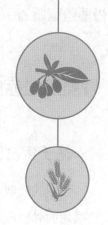

第二部分

诊断骨质
疏松症

骨质疏松症的诊断标准

基于骨密度的诊断

双能X线吸收法（dual-energy X-ray absorptiometry，DXA）骨密度是目前通用的骨质疏松症诊断依据。对于绝经后女性、50岁及以上男性，建议参照WHO推荐的诊断标准（表2-1）。DXA测量的骨密度通常需要转换为T-值（T-score）用于诊断，T-值=（骨密度的实测值-同种族同性别正常青年人峰值骨密度）/同种族同性别正常青年人峰值骨密度的标准差。推荐使用骨密度DXA测量的中轴骨（腰椎1~4、股骨颈或全髋部）骨密度或桡骨远端1/3骨密度的T-值≤-2.5为骨质疏松症的诊断标准，详见表2-1。

表2-1　基于DXA测定骨密度的分类标准

诊断	T-值
正常	T-值≥-1.0
骨量减少	-2.5<T-值<-1.0
骨质疏松	T-值≤-2.5
严重骨质疏松	T-值≤-2.5+骨质疏松性骨折

对于儿童、绝经前女性和50岁以下男性，其骨密度水平的判断建议用同种族的Z-值表示。Z-值=（骨密度测定值-同种族同性别同龄人骨密度均值）/同种族同性别同龄人骨密度标准差。将Z-值≤-2.0视为"低于同年龄段预期范围"或低骨量。

骨密度的测定结果为诊断骨质疏松症的关键因素之一。由于发生骨质疏松性骨折与骨强度减低有关，而骨强度由骨质量和骨密度决定，其中骨密度约能反映70%的骨强度，故对于诊断骨质疏松症，目前临床常用的检查为骨密度的测定。定期测定骨密度可以有效地评估骨质疏松症导致骨折的风险，从而积极、主动地采取措施以预防骨折的发生。

美国国家骨质疏松症基金会（National Osteoporosis Foundation，NOF）推荐下列人群应检测骨密度：

• 存在骨折危险因素的50~69岁男性及绝经后女性。

• 年龄>50岁的男性及绝经后女性中出现骨折者。

• 年龄≥70岁的男性和≥65岁的女性。

• 使用可以引起骨量丢失的药物（如激素、苯巴比妥等）或患有导致骨量丢失的疾病（风湿免疫疾病、内分泌疾病、血液疾病、消化道疾病等）及有不良生活方式的成年人。

目前NOF推荐以下人群行椎体骨折评估：

• 对脊柱、髋关节或股骨颈进行骨密度测定，T-值≤-1.0且年龄≥80岁的男性和年龄≥70岁的女性。

• 对脊柱、髋关节或股骨颈进行骨密度测定，T-值≤-1.5且年龄为70~79岁的男性和65~69岁的女性。

• 有特定危险因素的50岁以上男性及绝经后女性。其中危险因素包括：近期身高与前次身高相比缩短≥2cm；近期身高与20岁的峰值身高相比缩短≥4cm；成年后发生的骨折（无外伤或轻微外伤）；近期或长期使用特殊药物，如糖皮质激素。

对于已经诊断骨质疏松症并接受治疗的患者，NOF推荐的骨密度测定频率如下：

• 在骨质疏松症治疗起始阶段，每1~2年测定一次骨密度，而后可每2年测定一次骨密度。

• 对于部分特殊的临床患者，骨密度的测定周期可适时缩短。

• 对于T-值在低骨量范围且无主要骨折的患者，可以适时延长测定周期。

基于骨质疏松性骨折的诊断

如有髋部或椎体骨质疏松性骨折，不依赖于骨密度测定，临床上即可诊断骨质疏松症；肱骨近端、骨盆或前臂远端的骨质疏松性骨折，且骨密度测定显示骨量减少（–2.5<T–值<–1.0），就可诊断骨质疏松症。骨质疏松症诊断标准如下。

- 髋部或椎体骨质疏松性骨折；
- DXA测定中轴骨骨密度或桡骨远端1/3骨密度T–值≤ –2.5；
- 骨密度测量符合骨量减少（–2.5<T–值<–1.0）+肱骨近端、骨盆或前臂远端骨质疏松性骨折。

基于X线检查诊断

骨质疏松症亦可通过X线检查发现，其表现为骨皮质变薄、骨小梁稀疏减少，但这些表现不特异，判断比较困难。X线片可以显示脊柱或髋部骨折。骨折不明显时，应该采用CT或MRI加以鉴别。MRI可以分辨隐匿性骨折，同时可以判断骨折为新鲜骨折还是陈旧骨折。

基于核素扫描检查诊断

全身骨扫描除了协助诊断骨质疏松症外，还可协助区分原发、继发等原因，并且核素骨显像可根据骨组织摄取放射性核素的程度及形态等差别，区分陈旧与新鲜骨折。

当出现低能量椎体骨折（无外伤或轻微外伤）时，患者可以直接被诊断为骨质疏松症并开始抗骨质疏松治疗。由于大多数患者首次椎体骨折无明显的症状，因此常出现诊断延误。X线、CT及MRI等检查有助于发现骨折及判断骨折愈合与否。首次椎体骨折发生后，再次发生椎体骨折的风险升高5倍，而出现其他部位骨折的风险升高2~3倍。因此，对椎体骨折评估尤为重要。

骨质疏松症的分类

根据病因分类

依据病因，骨质疏松症分为原发性和继发性两大类。原发性骨质疏松主要由伴随年龄增长的生理变化所致；继发性骨质疏松主要由身体的其他器官组织的功能紊乱作用在骨骼上产生的一系列病理生理变化所致。

原发性骨质疏松症

原发性骨质疏松症包括绝经后骨质疏松症（Ⅰ型）、老年骨质疏松症（Ⅱ型）和特发性骨质疏松症（青少年型）。绝经后骨质疏松症一般发生在女性绝经后5~10年内；老年骨质疏松症一般指70岁以后发生的骨质疏松；特发性骨质疏松症主要发在青少年时期，病因尚未明确。

继发性骨质疏松症

继发性骨质疏松症由影响骨代谢的疾病（如2型糖尿病、肥胖症、特纳综合征、杜氏肌营养不良症），或药物（如糖皮质激素），或其他原因导致的骨质疏松症等。

根据疾病状态分类

骨质疏松症可能局限于一个或多个骨骼区域，即局灶性或局部骨质疏松症，区别于典型的全身骨质疏松症（系统性）。

制动（失用性骨质疏松症）

一个典型的例子是局灶性骨质疏松症，该病多是由骨折或运动神经损伤导致肢体固定不动时发生的。缺乏运动会导致破骨细胞增加，同时伴有高钙尿症和高磷血症。解除固定并恢复锻炼后，该过程可以逆转，骨骼代谢正常化，尤其是儿童和年轻人的骨骼。

复杂的局灶性疼痛综合征（复杂性局部痛综合征、痛性肌萎缩、交感反射性营养不良、创伤后骨萎缩）

主要影响手、膝盖和足踝等部位并具有肿胀、疼痛等伴随症状。

一过性骨质疏松症

本病首次在孕妇的骨盆骨骼区域性变化过程中被描述。之后，在青年男女的膝关节、踝关节中也观察到了类似情况。一般为自发性没有明显的外伤史疼痛。MRI可显示疼痛周围广泛的骨髓水肿。临床上，该过程是自限性的，通常可在1年内完全恢复。目前将这种疾病与复杂性局部痛综合征一起归纳为"骨髓水肿综合征"。可以通过静脉注射双膦酸盐治疗（约80%的病例可完全缓解）。

Gorham-Stout综合征

目前对该病仍没有阐明机制，仅有学者提出了血管淋巴管交联理论假说，其主要内容为本病通过激活血管内皮引起，它始于骨骼内破骨细胞诱导的大量的骨质吸收，并扩散到相邻的骨骼。当病变累及胸部或椎骨时，可能会发生严重或危及生命的并发症。该病侵袭程度是不稳定的，当发生在胸廓或累及椎体时，可能发生严重的甚至危及生命的并发症。

全身性骨质疏松症

该类型比局灶性的骨质疏松症更为多见，呈对称分布。青少年和绝经后的骨质疏松症通常会影响中轴骨，而与年龄相关性的骨质疏松会侵袭管状骨骼，尤其易发生于男性。因此，四肢骨骼中正常骨密度的存在并不能排除中轴骨的骨质疏松。在评估骨密度的局部测量时要牢记这一点，该测量仅代表所测量的骨骼，不能类推到其余骨骼。

根据年龄和性别分类

青少年特发性骨质疏松症

这是一种罕见的发生在青春期前儿童的自限性疾病，通常发病年龄为8~14岁，通常表现为椎体压缩性骨折产生的严重腰背部疼痛。鉴别诊断包括库欣综合征、成骨不全和骨髓疾病，这些疾病可以通过对外周血和骨髓的分析及骨活检来进行鉴别诊断。

成人特发性骨质疏松症

这是一种易发生于30~50岁男性的骨质疏松症，其特点为椎体骨折，生物力学参数及骨活检显示骨吸收增加，患者常是重度吸烟者，诊断必须排除轻度成骨不全症。

绝经后（Ⅰ型）骨质疏松症

这是一种最常见的骨质疏松症类型，通常发生于50~75岁的绝经后女性。骨质流失实际上是绝经前几年开始的，并且在绝经时（围绝经期）会增加。绝经后女性中约有30%会得骨质疏松症。雌激素的停止分泌会导致IL-6和其他细胞因子的减少，进而激活并促进破骨细胞的活动。此外，骨骼对甲状旁腺激素的再刺激作用更加敏感。结果导致椎骨和髋骨的骨松质的吸收增加，骨折的风险也相应增加。显然，这种绝经后的骨质疏松症仅发生在女性中，男性也会因雄激素缺乏症导致骨吸收增加。

老年型（年龄相关性，Ⅱ型）骨质疏松症

女性绝经后和男性雄激素缺乏时，骨质疏松症逐渐融合到与年龄相关的进程中。其原因包括肌少症、跌倒、体育活动减少、认知能力下降、激素、维生素和细胞因子的变化，破骨细胞活性增加严重影响骨质。发生老年性骨质疏松症的其他原因包括活动性下降、维生素D代谢缺陷、钙缺乏和轻度继发性甲状旁腺功能亢进。Ⅱ型骨质疏松症通常在70岁后发病，女性发生率为男性的2倍。

骨质疏松症危险因素及风险评估

骨质疏松症的危险因素

骨质疏松症的危险因素是指影响骨骼健康，造成骨量减低、骨微结构破坏，最终造成骨强度下降的相关因素。骨质疏松症危险因素分为不可控因素和可控因素。

不可控因素

包括种族（白种人和黄种人都是患骨质疏松症的高危人种）、老龄、骨质疏松性骨折家族史、绝经后女性（尤其是40岁之前绝经的女性）等。

可控因素

• 不健康的生活方式

吸烟、过量饮酒、过量饮用咖啡、体力活动少、阳光照射不足、钙和（或）维生素D缺乏、蛋白质摄入过多或不足、高钠饮食等。

过量饮酒与骨折风险增加相关，过量饮酒对骨代谢影响的机制是多方面的，如酒精对骨形成有抑制作用。饮酒不仅增加跌倒风险，影响钙吸收，还会导致慢性肝病进而造成维生素D缺乏。有骨质疏松风险的绝经后女性建议每日饮酒量不超过白酒30mL。

吸烟增加骨质疏松的风险，确切的机制还不清楚，可能与增加内源性雌激素代谢和对钙的影响有关。尚无前瞻性研究观察戒烟是否会降低骨折风险，但有Meta分析提示，目前吸烟者比既往吸烟者的骨折风险高。无论如何，建议所有吸烟者戒烟，因为吸烟不仅对骨骼，还对整体健康有害。

咖啡会使肠道钙吸收减少，尿钙排出增加，更重要的是大量饮用咖啡就减少了牛奶的摄入，也就是减少了膳食钙的摄入，建议每天饮咖啡不多于1~2份（220~340mL/份）。

• 影响骨代谢的疾病

包括甲状腺功能亢进症等多种内分泌系统疾病、胃肠道疾病、风湿免疫性疾病、血液系统疾病等。骨质疏松症其实只是这些疾病的表象之一，此时千万不可只抓着骨质疏松症，而不去探寻患者疾病的病因。同时，当患者患有上述疾病时，需考虑这些疾病对骨代谢的影响，积极根治或控制这些疾病，预防骨质疏松症和骨质疏松性骨折的发生。

• 影响骨代谢的药物

包括糖皮质激素、抗癫痫药物、芳香化酶抑制剂、质子泵抑制剂、抗病毒药物、促性腺激素释放激素类似物、噻唑烷二酮类药物和过量甲状腺激素等。当患者治疗某些原发疾病的获益大于相应药物对骨代谢影响的风险时，就应该尽量考虑减少这些药物的剂量和（或）疗程，同时应全面评估患者的骨质疏松性骨折的风险，合理预防或治疗骨质疏松症。

- 低体重

肥胖不是骨质疏松症的保护因素，身材苗条是许多女性追求的目标，但应该注意的是保持体重适中。体重指数（BMI）较低者，骨骼所受的机械应力较少，影响负重骨的骨形成并促进骨量丢失。BMI主要影响参与负重的髋部和腰椎的骨密度，对不直接参与负重的前臂骨密度影响较少。临床椎体骨折、腕部、胫骨和多发性肋骨骨折的发生在各组间无明显差异。不同BMI人群都可以看到随年龄增长后各个部位骨折增加的现象。肥胖女性髋部、骨盆和临床椎体骨折的时间均早于正常/低体重女性，腕部骨折发生的时间晚一些。在绝经后女性中，肥胖程度与骨折的关系和骨折部位有关，肥胖可能对髋部和骨盆骨折具有保护作用，但肱骨近端骨折的风险较正常/低体重者增加30%。

骨质疏松症风险评估

目前较为公认的疾病风险初筛工具包括国际骨质疏松基金会（International Osteoporosis Foundation，IOF）骨质疏松症风险一分钟测试题和亚洲人骨质疏松症自我筛查工具（osteoporosis self-assessment tool for Asians，OSTA）。

IOF骨质疏松风险一分钟测试题

该测试题仅推荐用于初步筛查疾病风险而非骨质疏松症的诊断。详见表2-2。

表2-2　IOF骨质疏松风险一分钟测试题

	编号	问题	回答
不可控因素	1	父母曾被诊断有骨质疏松或曾在轻摔后骨折？	
	2	父母中一人有驼背？	
	3	实际年龄超过40岁？	
	4	是否成年后在轻摔后发生骨折？	

续表

	编号	问题	回答
不可控因素	5	是否经常摔倒（去年超过一次），或因为身体较虚弱而担心摔倒？	
	6	40岁后的身高是否减少超过3cm？	
	7	是否体质量过轻（BMI值<19）？	
	8	是否曾服用类固醇激素（例如可的松、泼尼松）连续超过3个月？	
	9	是否患有类风湿关节炎？	
	10	是否被诊断出有甲状腺功能亢进或是甲状旁腺功能亢进、1型糖尿病、克罗恩病或乳糜泻等胃肠疾病或营养不良？	
	11	女士回答：是否在45岁或以前就停经？	
	12	女士回答：除了怀孕、绝经或子宫切除外，是否曾停经超过12个月？	
	13	女士回答：是否在50岁前切除卵巢又没有服用雌/孕激素补充剂？	
	14	男士回答：是否出现过阳痿、性欲减退或其他雄激素过低的相关症状？	
生活方式（可控因素）	15	是否经常大量饮酒（每天饮用超过2个单位的酒精，相当于啤酒500mL、葡萄酒150mL或烈酒50mL）？	
	16	目前习惯吸烟，或曾经吸烟？	
	17	每天运动量少于30分钟（包括做家务、走路和跑步等）？	
	18	是否不能食用乳制品，又没有服用钙片？	
	19	每天从事户外活动时间是否少于10分钟，又没有服用维生素D？	
结果判断	上述问题，只要其中有一题回答结果为"是"，即为阳性，提示存在骨质疏松症的风险，并建议进行骨密度检查或FRAX®风险评估。		

亚洲人骨质疏松自我筛查工具（OSTA）

OSTA是用于评价亚洲绝经后妇女骨质疏松风险的工具，具体计算方法为：OSTA评分＝［体重（kg）－年龄（岁）］×0.2。OSTA评分≤－1即提示受试者为骨质疏松症中高风险人群，需要定期进行DXA骨密度检查，详见表2-3。

表2-3　OSTA评分与风险级别对应表

风险级别	OSTA评分
低	>－1
中	－1~－4
高	<－4

　　OSTA 主要根据年龄和体重筛查骨质疏松症的风险。但 OSTA 所选用的指标过少，其特异性不高，需要结合其他危险因素进行判断，且仅适用于绝经后妇女。

骨质疏松性骨折危险因素及风险评估

骨质疏松性骨折的危险因素

低骨密度

　　绝经后骨质疏松症患者，依据测量部位不同，骨密度每降低一个标准差，骨折风险增加 1.5~2 倍。有研究结果显示，骨密度降低约占骨折风险的 70% 左右。

既往脆性骨折史

　　既往脆性骨折史预示今后发生骨质疏松性骨折的风险较高，既往骨折发生次数越多，后续发生骨折的风险越大。特别是患者在初次骨折后 1~2 年内，发生再骨折的风险显著升高，近期骨折患者较对照组，其再骨折风险增加 1.7~4.3 倍。随后骨折风险逐渐下降，但始终高于既往无骨折人群。

跌倒及其危险因素

　　跌倒是骨折的独立危险因素。我国不同地区老年人的跌倒发生率约为 10.7%~20.6%，老年人跌倒后骨折发生率约为 30%。跌倒的危险因素包括环境因素和自身因素。环境因素包括光线昏暗、地毯松动、卫生间未安装扶手、路面湿滑、地面障碍物等。自身因素包括增龄、视觉异常、感觉迟钝、缺乏运动、步态异常、既往跌倒史、营养不良、肌少症、神经肌肉疾病、维生素 D 缺乏或不足、平衡能力差、心脏疾病、直立性低血压、抑郁症、精神和认知疾患，以及服用某些药物（如安眠药、抗癫痫药和治疗精神疾病药物）等。

其他

除上述危险因素外，所有可引起骨质疏松症的危险因素均为骨质疏松性骨折的危险因素。此外，酗酒、服用糖皮质激素等是独立于骨密度外预测骨质疏松性骨折风险的因素。我国流行病学调查显示，40岁以上人群中，超重、饮酒、长程使用糖皮质激素（>3个月）、低股骨颈骨密度、从坐位到站立位时长均是骨质疏松性骨折的危险因素，而高龄、握力低、腰痛体力活动少也是椎体骨折的危险因素。

骨质疏松性骨折风险评估

FRAX®工具是世界卫生组织推荐的一款用于评估骨质疏松性骨折风险的算法。该算法基于股骨颈部位的DXA骨密度，并结合了年龄、骨质疏松性骨折史、烟酒史、髋部骨折家族史、类风湿关节炎病史和糖皮质激素使用情况等骨质疏松性骨折临床危险因素，可用于预测未来10年髋部骨折及主要骨质疏松性骨折的风险，帮助临床医生制定评估和治疗骨质疏松症的策略。具有1个或多个骨质疏松性骨折临床危险因素、既往未发生骨折、DXA骨密度提示低骨量且尚未接受有效抗骨质疏松治疗的人群，可运用FRAX®工具进行骨质疏松性骨折风险评估。

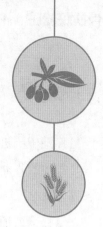

第三部分

治疗骨质
疏松症

西医治疗

伴随中国进入了规模大、程度深、速度快的老龄化社会，中老年群体尤其是女性的骨骼问题会更加突出。防治骨质疏松症刻不容缓，且需要全社会各界力量的积极参与和共同努力。

从社会层面来说，相关组织及机构应当利用多种渠道和途径，加强骨质疏松症的科普宣传，普及骨质疏松症疾病常识，使全民重视并关注骨骼健康问题；同时，也应当将骨质疏松症防治重心下沉到基层社区中，加大对骨质疏松症的筛查力度，骨密度的检测可使高危人群和已经发病的患者尽早得到相关有效的治疗。

从个人层面来说，我们要做自己健康的第一负责人，重视自身的骨骼健康，年轻时培养运动锻炼的习惯，积累骨量；在不同年龄段，针对相关危险因素开展相应的防护措施。

骨质疏松症的发生发展是一个长期的、慢性的、渐进性的过程，以骨量流失为开端，以骨质疏松性骨折为最终结局。因此，针对骨质疏松症的疾病特点，总的原则是预防大于治疗，因此我们不仅要提高骨密度，更要提高自身抗骨折的能力。

目前西医防治骨质疏松症的主要措施包括：①基础措施（主要为调整生活方式）；②使用骨健康基本补充剂；③抗骨质疏松药物干预等。

基础措施

目前，针对骨质疏松症的防治策略被描述为"金字塔"模式。首先，基础措施就处于这个"金字塔"模式的底层，这是任何治疗手段实现的必要基础和重要前提，对我们个人而言，主要就是调整自我生活方式。我们无法阻止衰老，但通过建立并长期执行健康良好的生活方式，延缓衰老却是可能的。

平衡膳食，加强营养

健康平衡的骨骼代谢需要多种营养素的参与，包括丰富的无机盐（矿物质）、蛋白质、维生素等。《原发性骨质疏松症诊疗指南》（2022）建议日常饮食摄入丰富的钙元素、适量的优质蛋白质（每日蛋白质推荐摄入量为1.0~1.2g/kg）。同时，该指南还强调了低盐饮食的重要性，建议每日摄入盐分不高于5g。

此外，对于日常正在进行抗阻力训练的老年人来说，推荐摄入的优质蛋白质含量将要求更高，为1.2~1.5g/kg。以体重70kg来更直观地进行计算，对于进行抗阻训练的老年人来说，每天则要求多摄入14~21g优质蛋白质（约为2~3个鸡蛋的蛋白质含量）。在选择食物种类时，还应该争取做到摄入的动物性食物总量达到每天120~150g。

在日常常见的食物中，推荐每日摄入牛奶300~400mL（牛奶的钙含量约在100~120mg/100mL之间），若有乳糖不耐受等体质，则可以摄入蛋白质含量相当的奶制品，例如减糖酸奶、低盐奶酪等。

多晒太阳

人体内活性维生素D有利于促进肠道对钙、磷的吸收，从而为骨骼形成提供足够的原料，而这种活性维生素D主要经过皮肤合成和饮食摄入。有研究表明，太阳光中的紫外线能够促进这种活性维生素D的生成及转化。

因此，我们要保证每日进行充足日照。在接受阳光沐浴时，可暴露身体的四肢部位，一般每日进行30分钟充分的日光浴即可满足生理需要。女性如果担心面部日晒，容易长斑、长皱纹等，可戴好遮阳帽、防晒口罩，裸露四肢部位即可。同时，也需要防止强烈的阳光照射而灼伤皮肤。

增强锻炼，规律运动

肌肉含量也是影响骨质疏松症的重要因素之一，肌肉含量可直接或间接地影响骨密度、骨强度等骨骼性能。肌肉和骨骼解剖位置相邻，在许多生理、病理状态中也紧密相关：肌肉含量下降将加速骨质疏松症的发生发展，而骨骼强度降低也会促使肌肉形态出现萎缩和功能退化。

日常通过增强锻炼、规律运动有益于增强骨骼强度，增强肌肉功能。散步、慢跑、打太极拳、瑜伽、跳舞、打羽毛球等活动可增强骨强度；进行哑铃训练、杠铃举重等重量训练和其他抗阻力的运动可增强肌肉功能。

戒除不良嗜好

在日常防治骨质疏松症的基础措施中，要求我们尽量戒除吸烟、限制过量饮酒、避免过量饮用咖啡和碳酸饮料。虽然目前关于咖啡和碳酸饮料与骨质疏松症之间的发病机制研究尚不明确，但有学者认为可能与以下两点有关：一是咖啡与碳酸饮料中的咖啡因与磷酸会阻碍胃肠道对钙的吸收，钙的摄入不足就会导致骨的合成原料减少；二是过量摄入的咖啡及碳酸饮料，可能会引起特发性高钙尿症，因为磷酸会影响正常的钙磷代谢和肾脏尿液的生成与排出，表现为血清钙含量水平正常而尿液中含有过量的钙，长期下来最终导致骨骼中的钙通过尿液的排出持续丢失，最终导致骨骼形成原料不足。

避免或少用影响骨代谢的药物

随着现代医学的不断发展，针对各种疾病的药物治疗已具有较高的水平，然而许多药物在使用过程中会产生不良反应，可影响骨代谢的药物主要包括糖皮质激素、抗癫痫类药物、避孕药、甲状腺激素、肝素等。

对于一些免疫系统疾病患者，长期使用糖皮质激素（剂量大于每天7.5mg，连续使用6个月以上）就会影响骨骼合成，研究表明约有50%长期使用糖皮质激素的患者都伴有不同程度的椎体压缩性骨折；癫痫患者使用苯妥英钠、苯巴比妥等抗癫痫药物治疗后容易出现低钙血症、高碱性磷酸酶血症，并发生骨软化；避孕药的主要成分是人工合成的雌、孕激素复合制剂，长期服用避孕药会影响女性体内的激素水平，从而影响骨代谢。

避免跌倒

中老年人行动多有不便，预防跌倒也是避免骨质疏松性骨折最有效、最直接的措施。老年人一旦发生跌倒，最容易发生骨质疏松性骨折，尤其是髋部骨折，具有较高的致残率和致死率。老年人发生髋部骨折后，由于卧床、活动等减少将会出现失用性骨丢失、肺部感染等并发症，将进一步加剧骨质疏松症，这些直接导致老年髋部骨折患者恢复欠佳，生活质量明显下降，将会给患者及其家属带来沉重的心理及经济负担。

跌倒包括环境因素和自身因素。对于个人家庭而言，在居家环境中，清除不必要的室内杂物及障碍物；在卫生间等地板容易湿滑的地方铺上防滑垫；在马桶、淋浴等处安装扶手等都是预防跌倒的有效措施。同时，应该对中老年人外出的鞋子、衣物的选择加以重视，尽量选择舒适、防滑的鞋子及宽松、便于行动的衣物。

骨健康基本补充剂

防治骨质疏松症，除了完善上述的基础措施、调整生活方式外，日常补充适量的骨健康基本补充剂也是十分有必要的。常见的骨健康补充剂包括钙剂、维生素D等。

钙剂

充足的钙质摄入量有助于达到理想的骨量峰值，减轻骨量丢失，促进骨骼矿化，维持骨的健康。2023年《营养学报》发布的《中国居民膳食营养素参考摄入量》中指出：中国居民青壮年每天钙的摄入量为800mg（元素钙），50岁以上的中老年、妊娠中晚期、哺乳期等人群对钙的需求量更大，推荐每天的摄入量为1000~1200mg，最大耐受剂量可达2000mg。

需要强调的是，我们应尽量先通过丰富膳食种类，从而膳食中摄入充足的钙，当饮食中的钙摄入不足时，再考虑给予适当的钙剂补充。每日摄入的钙含量包括膳食钙含量与钙补充剂中钙含量的总和。营养学家通过对我国居民日常饮食习惯等调研发现，我国居民平均每日可从膳食中摄入约400mg钙，未达到指南推荐摄入量，因此还需要额外每天补充500~600mg的元素钙。

根据个人实际情况来选择合适的钙剂也是十分必要的。在钙剂的选择上，应充分考虑产品的钙元素含量、安全性及有效性。不同的种类的钙剂钙含量也不同，例如碳酸钙制剂，元素钙含量约40%；葡萄糖酸制剂，元素钙含量约为9.3%。

此外，对于既往患有高血钙症和高尿钙症的患者，应该避免补充钙剂；高尿酸血症患者在补钙时应多饮水、多运动，防止肾结石的形成；在选择补充钙剂前，最好能够到正规医疗机构咨询专业医生。补充钙剂要注重适量原则，过量地补充钙剂很有可能增加肾脏结石和心血管疾病的患病风险。

目前，没有充分的证据表明单纯地补钙就可以代替其他抗骨质疏松症药物。因此，如果已经确诊骨质疏松症，还应该在专业医生的指导下联合使用其他抗骨质疏松药物进行系统治疗。

维生素D

充足的维生素D可促进肠钙吸收、促进骨骼矿化，对维持肌肉力量、提高平衡能力平衡和降低跌倒风险等均有重要的作用。如果人体内的维生素D缺乏，就会出现继发性的甲状腺功能亢进症，使骨质的吸收增多，进而造成骨质疏松症或加重原有病情。

2023年《营养学报》发布的《中国居民膳食营养素参考摄入量》中建议：我国居民成人推荐维生素D每日摄入量为400IU；65岁及以上的老年人每日推荐摄入量为600IU，每日最大耐受摄入量为2000IU。

不同人群对于维生素D的需求量不同。根据指南建议，我们应首先通过接受充足的日光照射来满足自我合成维生素D需求。对于已经诊断维生素D缺乏或不足的人群，还应适当使用维生素D补充剂。在补充维生素D时，应在正规医疗机构和专业医生的指导下进行，并检测血清25-羟基维生素D［25（OH）D］和甲状旁腺激素（PTH）的水平，以指导维生素D的补充量。正常情况下，为维持骨骼健康，血清25（OH）D水平应保持在20μg/L（50nmol/L）以上。对于骨质疏松症患者，尤其在使用抗骨质疏松药物治疗期间，每日摄入剂量可为800~1200IU，应用时要重点关注个体的差异性和安全性，定期监测血钙或尿钙。此期血清25（OH）D最佳理想水平应长期维持在30μg/L以上，但若25（OH）D水平超过150μg/L，就可能引起高钙血症。如果还伴有胃肠道吸收功能不良等症状，还可以考虑肌内注射维生素D。

一般在开始补充维生素D后的2~3个月时需要抽血来检测血清25（OH）D水平是否达标，如若不达标，可再适当增加补充剂量。

钙剂与维生素D均是最基础的骨骼健康补充剂。针对骨折高风险和患有骨质疏松症的中老年人，还必须与抗骨质疏松症的治疗药物进行联合应用。

抗骨质疏松症药物

骨吸收抑制剂

骨吸收抑制剂通过抑制破骨细胞，减少破骨细胞对蛋白与钙质的吸收，进而减少骨量的丢失，目前常用的药物有双膦酸盐、RANKL单克隆抗体、降钙素、雌激素，选择性雌激素受体调节剂等。

1.双膦酸盐类

双膦酸盐属骨吸收抑制剂，是目前一线临床治疗中最常用的抗骨质疏松药物。双膦酸盐的高亲和力通过特异性结合骨重建活跃的骨表面，进而抑制破骨细胞，抑制骨吸收，从而降低由骨质疏松症所致骨折风险。其优点在于总体安全性、性价比优于其他抗骨质疏松药物。

【疗效】增加骨质疏松患者腰椎与髋部骨密度，降低骨折风险。

【使用注意】心血管疾病、儿童、妊娠及哺乳期妇女、驾驶员，肾衰竭患者慎用；若同时服用钙补充制剂、抗酸药物和其他口服药物可能会干扰药物吸收，故若与其他药物同服，需间隔一段时间；在服用药物期间需谨遵医嘱，不可擅自增减药量或停药。

【禁忌】

• 对双膦酸盐有全身性过敏反应，以及荨麻疹或血管神经性水肿患者禁用。

• 既往活动性胃及十二指肠溃疡、反流性食道炎、功能性食管活动障碍者慎用，比如食道蠕动功能障碍、食道功能障碍、严重食道炎，合并胃炎、胃十二指肠溃疡的患者禁用。

• 同时进行癌症的放疗、化疗，或大剂量应用糖皮质激素类药物治疗的患者，以及低血钙、低维生素D血液浓度的患者，均禁用双膦酸盐。肾功能异常的患者，应慎用此类药物或酌情减少药物剂量。

【不良反应】

• 疼痛：服用双膦酸盐后易导致肌肉、关节以及骨质疼痛，在产生骨骼以及肌肉疼痛的同时，通常还会伴有寒战、发热、关节酸痛等症状，而且持续时间相对较长。

- 过敏反应：可能引起荨麻疹、皮疹，或血管神经性水肿等。

- 消化道症状：部分患者口服双膦酸盐后可出现消化道症状，如腹痛、消化不良、食管溃疡、吞咽困难、上腹不适、腹胀、反酸等症状。

- 急性期反应：少数患者首次口服或静脉输注双膦酸盐后可出现一过性发热、肌肉、关节以及骨质疼痛等"类流感样"症状，多在用药3天内自行缓解，症状明显者可予非甾体类抗炎药对症治疗。

- 食道炎：双膦酸盐类药物对食道有一定刺激作用，长期服用易引起食道炎，可出现胃灼热、吞咽疼痛和困难、胸骨后疼痛等症状。

- 下颌骨坏死：有拔牙史或患有牙周炎的患者，或接受放疗、化疗治疗的癌症患者，口服双膦酸盐可能出现下颌骨坏死；对患有严重口腔疾病或需接受牙科手术患者，不建议使用此类药物。在开始双膦酸盐治疗前完成必要的口腔手术，在拔牙后正确闭合创面，手术前后使用抗生素，采用抗菌漱口液，保持良好的口腔卫生。已使用双膦酸盐治疗患者，需行复杂侵入性口腔手术时，建议暂停双膦酸盐治疗3~6个月，再实施口腔手术，术后3个月如无口腔特殊情况，可恢复使用双膦酸盐类药物。

- 非典型性股骨骨折：双膦酸盐可能引起非典型股骨转子下骨折、低能量骨折，可表现为无明显外伤引起的非典型性股骨骨折，骨折发生绝对风险非常低，其发生可能与双膦酸盐类药物使用疗程较长（超过3年）有关。

- 低钙血症：尤其是没有同时补充维生素D或钙质，且接受激素类药物治疗，或者性激素不足且未进行替代治疗的患者，服用非双膦酸盐易出现低钙血症。

- 肾功能损伤：进入血液的双膦酸盐类药物约60%以原形从肾脏排泄，对于肾功能异常的患者，应慎用此类药物或酌情减少药物剂量。特别是静脉输注的双膦酸盐类药物，每次给药前应检测肾功能，肌酐清除率<35mL/min的患者禁用。尽可能充分水化，静脉输注唑来膦酸的时间应不少于15分钟，

伊班膦酸钠不应少于2小时。

目前临床主要选用第三代双膦酸盐：阿仑膦酸钠、唑来膦酸、利塞膦酸钠、伊班膦酸钠、米诺膦酸等。其中阿仑膦酸钠为骨质疏松患者最常服用一种。不同双膦酸盐药物产生的骨吸收抑制率、适应证、禁忌证各异。

（1）阿仑膦酸钠

【疗效】增加骨质疏松患者腰椎与髋部骨密度，降低椎体、非椎体、髋部风险。

【适应证】治疗绝经后骨质疏松症、男性骨质疏松症、糖皮质激素诱发的骨质疏松症。

【使用注意】胃及十二指肠溃疡、反流性食道炎、食道憩室者慎用。

【禁忌】导致排空延迟的食管疾病，例如食管狭窄或迟缓不能；不能站立或端坐30分钟者；对本品任何成分过敏者；肌酐清除率<35mL/min者禁用。

（2）唑来膦酸

【疗效】增加骨质疏松患者腰椎与髋部骨密度，降低椎体、非椎体、髋部风险。

【适应证】治疗绝经后骨质疏松症、男性骨质疏松症、糖皮质激素诱发的骨质疏松症。

【使用注意】低钙血症者慎用；严重维生素D缺乏者需注意补充足量的维生素D；患者在首次输注药物后可能出现一过性发热、肌肉关节疼痛等流感样症状，多数在1~3天内缓解，可予非甾体类抗炎药对症处理。

【禁忌】对本品或其他双膦酸盐类药物过敏者；肌酐清除率<35mL/min者；孕妇及哺乳期妇女禁用。

（3）利塞膦酸钠

【疗效】增加骨质疏松患者腰椎与髋部骨密度，降低椎体、非椎体、髋部风险。

【适应证】预防和治疗绝经后骨质疏松症；还可治疗男性骨质疏松症和糖皮质激素诱发的骨质疏松症。

【使用注意】胃及十二指肠溃疡、反流性食道炎、食道憩室者慎用。

【禁忌】导致排空延迟的食管疾病，例如食管狭窄或迟缓不能；不能站立或端坐30分钟者；对本品任何成分过敏者；肌酐清除率<35mL/min者。

（4）伊班膦酸钠

【疗效】增加骨质疏松患者腰椎与髋部骨密度，降低椎体、非椎体、髋部风险。

【适应证】治疗绝经后骨质疏松症。

【使用注意】静脉注射剂低钙血症者慎用；严重维生素D缺乏者需注意补充足量的维生素D；患者在首次输注药物后可能出现一过性发热、肌肉关节疼痛等流感样症状，多数在1~3天内缓解，可予非甾体类抗炎药对症处理；口服剂：胃及十二指肠溃疡、反流性食道炎、食道憩室者慎用。

【禁忌】对本品或其他双膦酸盐类药物过敏者；肌酐清除率<35mL/min者；孕妇及哺乳期妇女；口服剂导致排空延迟的食管疾病，例如食管狭窄或迟缓不能；不能站立或端坐30分钟者。

2. RANKL单克隆抗体

RANKL抑制剂代表药为地舒单抗，为特异性RANKL完全人源化的单克隆抗体，通过抑制RANKL与其受体RANK结合，降低破骨细胞形成、功能及存活，从而减少骨吸收，增加骨密度，提高皮质骨和松质骨的强度，降低骨折发生率。RANKL单克隆抗体目前作为治疗人体骨质疏松药物，治疗优势及长期使用安全性已成为骨质疏松治疗的研究热点，其优点在于总体安全性良好。

【疗效】增加骨密度，提高皮质骨和松质骨的强度，降低骨折发生率风险。

【适应证】绝经后骨质疏松症伴高骨折风险。

【使用注意】不存在药物假期，一旦停用，需要序贯双膦酸盐类或其他药物，以防止骨密度下降或骨折风险增加；用药期间检测血钙；在服用药物期间需谨遵医嘱，不可擅自增减药量以及停药。

【禁忌】食管狭窄或迟缓不能；不能站立或端坐至少30分钟者；对本品任何成分或其他药物过敏者。

【不良反应】长期使用略增加颌骨坏死或非典型性股骨骨折发生风险；地舒单抗为短效作用药物，一旦停用易出现骨密度下降或潜在骨折。

地舒单抗

【疗效】增加骨质疏松患者腰椎与髋部骨密度，降低椎体、非椎体、髋部风险。

【适应证】治疗高骨折风险的绝经后骨质疏松症、男性骨质疏松症和糖皮质激素诱发的骨质疏松症。

【使用注意】治疗前、后需补充充足的钙剂和维生素D；主要不良反应包括低钙血症、齿龈肿痛、牙周感染、深部感染（如肺炎、蜂窝组织炎）、皮疹、皮肤瘙痒、肌肉或骨痛等。

【禁忌】低钙血症。

3.降钙素

降钙素是一种人体不可缺少的钙调节激素，具有调节机体钙离子浓度及抑制破骨细胞重吸收的作用。降钙素通过对破骨细胞生物活性抑制进而减少骨吸收及破骨细胞的数量，增加骨密度，增加骨量，有效调节骨吸收及破骨细胞数量、骨骼状态和对骨量造成的影响，从而增加患者骨密度。降钙素的另一作用是有效缓解骨痛。

【疗效】在骨质疏松症以及相关骨流失合并骨痛的疾病中已被证实有显著临床疗效。

【适应证】骨质疏松症所致骨痛患者。

【不良反应】

• 过敏反应：皮疹、荨麻疹，甚至出现过敏性休克。

• 消化道症状：恶心、呕吐、食欲不振、腹痛、腹泻等。

• 低钙血症：降钙素使用后造成低血钙引起四肢抽搐的现象。

• 其他：其他反应如头痛、发冷、面部潮红、头晕、鼻塞、气短、肢端麻木、尿频和下肢浮肿等，少见胸部压迫感、心悸。

【使用注意】出现不良反应当及时停止用药；有研究表明，长期使用（≥6个月）鲑降钙素口服或鼻喷剂型可轻度增加恶性肿瘤风险，但无法肯定该药物与恶性肿瘤间是否存在确切关系。鉴于鼻喷剂型降钙素具有潜在增加肿瘤风险的可能，鲑降钙素连续使用时间通常不超过3个月；使用降钙素后，需多休息，避免劳累，保证睡眠质量，多晒太阳，促进钙质的吸收，适当进行运动，但避免剧烈的运动，注意饮食上均衡营养。

【禁忌】孕妇、哺乳期的产妇，对于降钙素过敏的患者禁用。

目前应用于临床的降钙素制剂主要有两种：鳗鱼降钙素类似物依降钙素、鲑降钙素。

（1）依降钙素

【疗效】增加骨质疏松患者腰椎与髋部骨密度，降低椎体、非椎体、髋部风险。

【适应证】治疗骨质疏松症及骨质疏松引起的疼痛。

【使用注意】少数患者注射药物后可能出现面部潮红、恶心等不良反应。

【禁忌】对本品过敏者禁用。

（2）鲑降钙素

【疗效】增加骨质疏松患者腰椎与髋部骨密度，降低椎体、非椎体、髋部风险。

【适应证】预防因制动引起的急性骨丢失及创伤后痛性骨质疏松症。

【使用注意】少数患者使用药物后出现面部潮红、恶心等不良反应，偶有过敏现象，可按照药品说明书的要求确定是否做过敏试验。

【禁忌】对本品过敏者禁用。

3.绝经激素治疗（MHT）

雌激素缺乏是绝经女性骨质疏松发生的主要因素，雌激素通过抑制骨吸收、增加骨量、改善骨转换，对骨组织起到一定保护作用，雌激素通过加速钙盐在骨骼的重新沉积治疗骨质疏松症。通过雌激素替代疗法，补充外源性雌激素而增加患者体内雌激素总量，使钙盐重新沉积在骨骼中，实现骨质疏松症的治疗。大量循证医学研究证实绝经激素治疗能有效减少绝经后女性骨量丢失，降低椎体、非椎体及髋部骨折的风险，疗效显著。绝经激素治疗方案主要包括无子宫妇女单雌激素治疗、有子宫妇女雌激素加孕激素治疗以及绝经激素治疗药物替勃龙治疗。

国际上普遍认为雌激素替代疗法是治疗绝经后骨质疏松的首选疗法。是目前治疗绝经后骨质疏松症的主要方案之一，该疗法同时可改善全身机能，提高生活质量。

【适应证】适用于更年期女性患者因体内雌激素水平骤降而加剧骨骼中钙盐流失，导致骨量减少引发骨质疏松症的患者。

【不良反应】乳腺癌、子宫肌瘤、深静脉血栓和肺栓塞等风险，植物雌激素与雌激素相比，相对副作用较小。

【禁忌】已知或者是疑似妊娠的妇女和哺乳期的妇女；乳腺癌或生殖系统恶性肿瘤；子宫内膜癌患者、不明原因的阴道不规则出血的患者；急慢性肝、肾功能不全；有血栓性静脉炎、血栓栓塞性疾病如脑血栓、肺栓塞等病史；胆囊炎（因雌激素能够使胆汁淤积，可使胆囊炎病情加重）；充血性心力衰竭、肝肾疾病所导致的水钠潴留的患者不要用雌激素。

【使用注意】首先应客观了解体内激素水平情况，不盲目使用激素类药物，必须在正规医院医生指导下，按要求严格使用，有适应证、无禁忌证是选择药物的基础条件；绝经早期开始用（<60岁或绝经不到10年）收益更大，风险更小；可根据需要加用孕激素，尽量选择对乳腺影响小的孕激素；血栓高危妇女，如需绝经激素治疗，可选择非口服雌激素；仅有泌尿生殖道萎缩局部问题，治疗尽量局部给药；应用最低有效剂量；治疗方案个体化，应根据个体的特点和需求及每年体检结果进行利弊评估后做出是否继续用药的决定；坚持定期随访和安全性监测（尤其是乳腺和子宫）使用过程中不良反应及异常表现如恶心呕吐、头晕头痛、情绪低落或出现黄褐斑、高血压等及时和医生沟通；不宜长期使用，严格掌握适应证、禁忌证、剂量和疗程，逐步

减少剂量，不可突然停药。

（1）雌激素（ET）+孕激素（EPT）、替勃龙

【疗效】增加骨质疏松患者腰椎与髋部骨密度，降低椎体、非椎体、髋部风险；显著缓解围绝经期症状。

【适应证】围绝经期、绝经后女性，尤其有绝经相关症状（如潮热、盗汗等）、泌尿生殖道萎缩症状，以及期望预防绝经后骨质疏松的妇女。

【使用注意】严格掌握实施激素治疗的适应证和禁忌证，绝经早期开始使用（60岁以前或绝经不到10年）受益更大；建议使用最低有效剂量，定期进行（每年）安全性评估，特别是乳腺和子宫。

【禁忌】雌激素依赖性肿瘤（乳腺癌、子宫内膜癌）、血栓性疾病、不明原因阴道出血及活动性肝病和结缔组织病为绝对禁忌证。子宫肌瘤、子宫内膜异位症、乳腺癌有乳腺癌家族史、胆囊疾病和垂体催乳素瘤者；对本品中任何赋形剂过敏者禁用。

【不良反应】

• 子宫内膜癌：有子宫的妇女长期应用雌激素，缺乏孕激素，会增加子宫内膜癌风险。多项研究明确阐明对有子宫妇女在补充雌激素的同时适当补充足量足疗程的孕激素，子宫内膜癌的风险不再增加。有子宫的妇女应用雌激素治疗时必须联合应用孕激素。

• 乳腺癌：随着循证医学的进展，绝经激素治疗与乳腺癌风险的关系日渐清晰。国际绝经学会最新推荐中阐述了4点代表激素治疗与乳腺癌风险的观点：①影响乳腺癌的相关因素很多、很复杂。②与绝经激素治疗相关的乳腺癌风险很低，小于年龄、肥胖、吸烟等生活方式的影响。停用绝经激素治疗后，乳腺癌风险下降。③绝经激素治疗与乳腺癌风险增加主要与孕激素及其应用时间有关。研究表明长期（>7年）单用雌激素，乳腺癌风险不增加或影响很小；应用雌激素加孕激素5年后乳腺癌风险有所增加。不同的孕激素对乳腺的影响不同，与合成的孕激素相比，微粒化黄体酮和地屈孕酮与雌二醇联合应用可降低乳腺癌的风险。

• 心血管疾病：女性绝经后心血管疾病风险明显增加，表明雌激素对女性心血管有一定的保护作用。但这种保护作用主要体现在绝经前及绝经早期，随年龄增长或血管内动脉硬化斑块形成，这种保护作用减弱或消失。关于绝经激素治疗与心血管疾病风险的最新观点是：绝经早期开始绝经激素治疗更受益。无心血管疾病高危因素的女性，60岁以前或绝经不到10年开始激素治疗，对心血管有一定的保护作用；但已有心血管病风险或疾病，再开始激素治疗，则不再受益。

• 血栓：口服雌激素轻度增加血栓风险。血栓是激素治疗的禁忌证。非口服雌激素因没有肝脏首过效应，血栓风险相对较低。

• 体重增加：雌激素为非同化激素，常规剂量没有增加体重的作用。大剂量雌激素会引起水钠潴留、体重增加。绝经激素治疗使用的雌激素剂量很低，一般不会引起水钠潴留。此外，雌激素对血脂代谢、脂肪分布及胰岛素敏感性有一定的有利影响。

（2）雷洛昔芬

雷洛昔芬为选择性雌激素受体调节剂，是对乳腺及子宫具有雌激素拮抗作用的非甾体类抗炎药。在最初辅助性治疗乳腺癌过程中发现其能够作用于雌激素受体，通过对骨吸收、破骨细胞的抑制，防止骨质疏松，是目前临床运用较佳的治疗绝经后妇女骨质疏松症的药物。适用于替代雌激素治疗绝经后骨质疏松症，替代雌激素治疗有乳腺癌风险的女性。其优点在于既可用于治疗骨质疏松症，又能够降低乳腺癌、子宫内膜癌的危险性。年龄较小的绝经后女性，选择性雌激素受体调节剂可大大降低具有浸润性乳腺癌家族史女性患乳腺癌的发生率。既满足绝经后妇女在防治骨质疏松方面对雌激素的需要，同时又避免了应用雌激素可能带来的副作用。

【疗效】降低骨转换至女性绝经前水平，减少骨丢失，增加骨密度，降低椎体和非椎体骨折风险。

【适应证】预防和治疗绝经后骨质疏松症。

【使用注意】少数患者服药期间会出现潮热和下肢痉挛症状，建议绝经2

年以上女性服用。

【禁忌】静脉血栓栓塞性疾病（深静脉血栓、肺栓塞和视网膜静脉血栓者）；肝功能异常（如胆汁淤积症）；肌酐清除率<35mL/min；不明原因子宫出血及子宫内膜癌；对雷洛昔芬或任何赋形剂成分过敏；长期卧床和久坐者禁用；有静脉栓塞病史及有血栓倾向者禁用。

【不良反应】国外报告该药轻度增加静脉栓塞的危险性，国内尚未见类似报道。对心血管疾病高风险的绝经后女性研究显示，雷洛昔芬并不增加冠状动脉疾病和卒中风险。

骨形成促进剂

骨形成促进剂能够显著增强成骨细胞功能、促进骨形成，增加骨密度骨量，降低骨折发生率，防止骨质疏松。

1.甲状旁腺激素类似物（PTHa）

甲状旁腺激素能促进骨合成，从而提高骨密度，治疗骨质疏松症。甲状旁腺激素类似物是促骨形成药物，国内已上市的特立帕肽是重组人甲状旁腺激素氨基端1~34片段（rhPTH1~34）。间断使用小剂量甲状旁腺激素类似物能刺激成骨细胞活性，促进骨形成、增加骨密度、提高骨质量、降低椎体和非椎体骨折风险。

特立帕肽

【疗效】有效提高骨密度，降低椎体和非椎体骨折的风险。

【适应证】治疗骨折高风险的绝经后骨质疏松症、骨折高风险的男性骨质疏松症以及糖皮质激素诱发的骨质疏松症。

【使用注意】应在医师指导下使用，少数患者注射特立帕肽后血钙水平一过性轻度升高，多在16~24小时内回到基线水平；用药期间应监测血钙水平，防止高钙血症的发生；疗程不超过24个月，停药后序贯疗法使用抗骨吸收药物，以维持或增加骨密度，持续防止骨质疏松。

【禁忌】畸形性骨炎、骨骼疾病放射治疗史、肿瘤骨转移及合并高钙血症；肌酐清除率小于35mL/min；18岁以下的青少年和骨骺未闭合的青少年；

对本品过敏者禁用。

【不良反应】恶心、眩晕等；临床监测未发现该药与骨肉瘤存在因果关系；我国目前特立帕肽疗程仍限制在24个月，建议以此增加骨密度，持续降低骨折发生风险。

其他机制类药物

1.活性维生素D及其类似物

活性维生素D和拟钙剂被视为末期肾病患者增加骨密度的一线治疗。目前国内治疗骨质疏松症的活性维生素D及类似物有阿法骨化醇（1α-羟维生素D）、骨化三醇（1,25-双羟维生素D）及艾地骨化醇（ELD）。艾地骨化醇为新型活性维生素D衍生物，在1,25（OH）$_2$D$_3$化学结构23位引入3羟基丙氧基。上述药物因不需要肾脏1α-羟化酶羟化即可发挥生理活性，故称为活性维生素D及其类似物。此类药物更适用于老年人、肾功能减退及1α-羟化酶缺乏或减少的患者，具有提高骨密度、减少跌倒、降低骨折风险的作用。

（1）阿法骨化醇

【疗效】适当剂量的活性维生素D能促进骨形成和矿化，抑制骨吸收；增加骨密度，增加老年人肌肉力量和平衡能力，降低跌倒的发生率，进而降低骨折风险。

【适应证】骨质疏松症等。

【使用注意】应在医师指导下使用，服药期间不宜同时补充较大剂量的钙剂，治疗期间应注意监测血钙和尿钙，特别是同时补充钙剂者；肾结石患者慎用。

【禁忌】高钙血症者禁用。

（2）骨化三醇

【疗效】适当剂量的活性维生素D能促进骨形成和矿化，并抑制骨吸收；对增加骨密度有益，能增加老年人肌肉力量和平衡能力，降低跌倒的发生率，进而降低骨折风险。

【适应证】绝经后及老年性骨质疏松症等。

【使用注意】应在医师指导下使用，服药期间不宜同时补充较大剂量的钙剂，治疗期间注意监测血、尿钙，特别是同时补充钙剂者；肾结石患者慎用。

【禁忌】高钙血症者禁用。

（3）艾地骨化醇

【疗效】增加患者骨密度，降低椎体和非椎体骨折风险。

【适应证】治疗绝经后骨质疏松症。

【使用注意】应在医师指导下使用，服药期间不宜同时补充较大剂量的钙剂；治疗期间注意监测血钙和尿钙水平；肾结石患者慎用；常规饮食情况下，服药期间可不必服用钙剂。

【禁忌】高钙血症；孕妇及哺乳期患者禁用。

2.维生素K类（四烯甲萘醌）

四烯甲萘醌是维生素K_2的一种同型物，是骨钙素发挥正常生理功能所必需的，具有提高骨量的作用。

【疗效】能够促进骨形成，并有一定抑制骨吸收作用，能够轻度提高骨质疏松症患者的骨量。

【适应证】提高骨质疏松症患者的骨量。

【使用注意】应在医师指导下使用，与华法林合用可影响抗凝药的效果，导致华法林抗凝作用大大减弱，因此服用华法林的患者禁忌使用该药物。

【禁忌】华法林使用者禁用。

【不良反应】胃部不适、腹痛、皮肤瘙痒、水肿和转氨酶轻度升高。

使用抗骨质疏松症药物临床关注问题

骨质疏松症是一种与增龄相关、逐渐进展的慢性疾病，也就意味着需要长期治疗和管理。有效的抗骨质疏松药物治疗可以增加骨密度，提高骨质量，显著降低骨折的发生风险。但同时，我们也应该重视使用抗骨质疏松症药物时所带来的一些问题，包括治疗药物、治疗疗程的选择与建议，多种药物联合及序贯治疗方案的应用，骨折围手术期及再骨折预防的临床措施，使用抗骨质疏松症药物治疗期间的监测等。

根据骨折风险分级选择治疗药物

骨质疏松症的主要治疗目标是降低骨折发生的风险。治疗骨质疏松症的药物有那么多种，患者究竟更适合哪一类或者具体哪一种药物呢？目前，根据骨折风险分级来选择具体的治疗药物是相对规范且合理的。根据诊断及相关症状、体征将骨折风险划分为2级：骨折高风险者和极高骨折风险者。

骨折高风险者即符合骨质疏松症诊断的患者。极高骨折风险者在符合骨质疏松症诊断的基础上，合并以下任意一条危险因素，即可评估为极高骨折风险者。

- 近期发生骨质疏松性骨折（特别是24个月内发生的骨质疏松性骨折）；
- 在接受抗骨质疏松症药物治疗期间仍发生骨折；
- 全身多发性骨质疏松性骨折（包括椎体、髋部、肱骨近端或桡骨远端等）；
- 正在使用可导致骨骼损害的药物如高剂量糖皮质激素（≥7.5mg/d泼尼松龙超过3个月）等；
- DXA测量骨密度T-值<-3.0；
- 高跌倒风险或伴有慢性疾病导致跌倒史；
- FRAX®计算未来10年主要骨质疏松性骨折风险>30%或髋部骨折风险>4.5%。

针对骨折高风险者，首先建议口服双膦酸盐类药物，例如阿仑膦酸钠、利塞膦酸钠等；若有素体胃肠功能不佳，出现口服不耐受等情况的患者，则建议选择唑来膦酸或地舒单抗进行治疗。

抗骨质疏松症药物疗程的建议

骨质疏松症是一种慢性疾病，因此在治疗上也需要患者坚持足够的疗程才能取得一定的成效。抗骨质疏松症药物治疗的疗程应遵循个体化、长期化的原则，并且用药治疗均应坚持1年以上。在治疗期间，患者不应自行停药，在治疗开始前及停药前均需由专业的医生来全面评估骨质疏松性骨折发生的风险，并根据专业指南推荐，进行风险分级管理及用药。

抗骨质疏松症药物的联合和序贯治疗

什么是序贯治疗呢？简单来说，序贯治疗是一种给药的方案，序贯治疗也叫做"转换治疗"，通常是指在疾病的治疗初期采用非口服的给药方式，一般是指静脉给药，待病情基本控制或者基本稳定后转换为口服治疗。对于骨质疏松症患者来说，采取多种有效药物进行长期的联合或序贯治疗，可以有效增加骨密度，降低骨折风险。在整个治疗过程中，还应密切关注药物治疗的有效性和潜在的不良反应；在选择不同作用途径的药物时，除了根据患者骨折风险分级、临床情况进行个体化选择外，还要根据循证医学证据来考虑其是否能联合使用及药物治疗的成本与疗效获益等药物经济学所带来的影响。

1.联合治疗

钙剂与维生素D是治疗的基础治疗药物，可以与骨吸收抑制剂或骨形成促进剂联合使用。相同作用途径的抗骨质疏松症药物之间不建议联合使用。其他联合治疗方案见表3-1。

表3-1　抗骨质疏松症药物联合治疗方案

药物A	药物B	是否推荐	具体原因
降钙素	其他抗骨质疏松症药物	是，短期联合使用	缓解疼痛时使用
阿仑膦酸钠	特立帕肽	否	目前未发现两药联合使用较单独使用特立帕肽有更多获益
唑来膦酸	特立帕肽	酌情考虑，可以联合使用	较单药治疗，两药联合可显著增加腰椎和髋部骨密度，但考虑到治疗成本与获益，建议酌情用于骨折极高风险患者
地舒单抗	特立帕肽	酌情考虑，可以联合使用	可增加腰椎和髋部骨密度，髋部骨密度增加尤为显著，但目前缺乏骨折风险降低的证据，鉴于治疗成本与获益以及未知的潜在不良反应，该联合治疗方案建议酌情用于骨折极高风险患者

2.序贯治疗

骨质疏松症长期的药物序贯治疗，不仅有助于有效增加骨密度，持续降低骨折风险，而且有显著的药物经济学价值。尤其是当下列情况出现时，要重点考虑进行序贯治疗。

• 当使用某些骨吸收抑制剂治疗疗效不佳、疗效过长或存在不良反应时；

• 使用骨形成促进剂（甲状旁腺激素类似物等）的推荐疗程已到，但患者骨折风险仍高，需后续继续治疗者；

• 特立帕肽或地舒单抗等短效作用药物停药之后，须维持治疗效果者。

研究表明，在骨形成促进剂之后序贯骨吸收抑制剂是一种高获益的序贯方案。

不同作用机制的抗骨质疏松症药物序贯治疗方案见表3-2。

表3-2 不同作用机制抗骨质疏松症药物序贯治疗方案

药物A	药物B	是否推荐	具体原因
特立帕肽	双膦酸盐类药物或地舒单抗	是，推荐	可有效增加骨密度，降低骨折风险
地舒单抗	特立帕肽	酌情考虑	序贯治疗期间，腰椎骨密度半年内出现下降，股骨颈和全髋部骨密度1年内持续下降，之后骨密度逐渐增加；鉴于骨密度变化趋势，可酌情考虑用于骨吸收抑制剂使用时间过长，伴有下颌骨坏死或非典型股骨骨折风险较高或已经出现此症状患者的备选方案
罗莫佐单抗	双膦酸盐类药物或地舒单抗	是，推荐	可有效维持或提高腰椎和髋部骨密度，降低椎体和非椎体骨折风险
特立帕肽联合地舒单抗	唑来膦酸	酌情考虑	可以明显增加股骨颈和全髋部骨密度，但鉴于其治疗成本及获益，此方案适用于骨折极高风险患者

相同作用机制抗骨质疏松症药物的序贯治疗具体方案见表3-3。

表3-3 相同作用机制抗骨质疏松症药物序贯治疗方案

药物A	药物B	是否推荐	具体原因
阿仑膦酸钠	唑来膦酸或地舒单抗	酌情考虑	可有效增加腰椎和全髋部骨密度，地舒单抗增加骨密度作用更明显，但无降低骨折风险的对比数据。建议酌情用于口服双膦酸盐类药物无法耐受或者效果不佳的高骨折或极高骨折风险患者
地舒单抗	唑来膦酸	酌情考虑	适用于地舒单抗不适当停药或者患者主观要求停药时的挽救方案，可极大程度避免因地舒单抗停药导致的骨量快速丢失及骨折风险升高

骨质疏松性骨折围手术期及再骨折预防的临床措施

骨质疏松性骨折往往是骨质疏松症最终的结局和最严重的并发症之一，为了预防及避免首次骨质疏松性骨折及再骨折的发生，我们应该积极给予抗骨质疏松症药物进行治疗。到目前为止，有比较充分的证据表明，使用常规剂量的骨吸收抑制类药物，例如口服或静脉滴注双膦酸盐类药物或地舒单抗等，对骨折的愈合没有明显的不良影响。

骨质疏松性椎体压缩骨折是较为常见的骨质疏松性骨折类型之一，运用抗骨质疏松症药物进行保守治疗具有十分重要的作用，也是诸多专业学术机构和指南及共识一致强调认可的观点。目前针对此类型骨折，首选的微创手术治疗方法有经皮椎体后凸成形术和经皮穿刺椎体成形术，两者都属于经皮椎体强化术的范畴。骨质疏松性椎体压缩骨折选择经皮椎体强化术微创手术治疗的适应证有：①非手术治疗无效，疼痛严重；②椎体骨折不愈合或椎体内部囊性变、椎体坏死；③不宜长时间卧床或高龄患者。骨质疏松性椎体压缩骨折选择经皮椎体强化术微创手术治疗目前在国内应用较为广泛，虽然目前仍然缺乏相关证据证实是否增加术后再骨折的发生率，但尽早使用抗骨质疏松症药物进行治疗，被公认为预防椎体再骨折的关键。

开展骨质疏松性骨折后再骨折防治工作具有重要意义，国际骨质疏松基金会（IOF）推荐专业医疗机构开展骨折联络服务管理项目，促进多学科联合诊治和管理骨质疏松性骨折患者，及时规范使用抗骨质疏松症药物，以降低再发骨折的风险。对于医院等专业医疗机构来说，应逐步形成"再骨折防治"团队，管理骨折患者；开展跌倒风险评估；制定骨质疏松症治疗和随访方案、康复锻炼计划，以及开展再骨折防治的科普教育。对于患者个人来说，可通过增强骨质疏松症自我管理意识，并积极配合医生进行治疗，日常通过调整生活方式、遵循医嘱、规律用药、预防跌倒等措施落实对骨质疏松性骨折后再骨折的防治工作。

抗骨质疏松症药物治疗期间的监测

骨质疏松症的治疗周期较长，常以"年"为单位来计算。因此，在接受抗骨质疏松症药物治疗期间进行针对治疗依从性、疗效、钙和维生素D摄入是否充足、药物不良反应等方面的监测是十分必要的。防治骨质疏松症，不仅要求提高骨质量，更要提高骨强度。但在实际临床工作中，缺乏直接检测"骨强度"的临床工具，目前可使用骨密度、骨代谢标志物、脊椎影像学检查等替代指标进行疗效监测。

1.治疗依从性监测

骨质疏松症的治疗是一个长期的过程，患者依从性差是骨质疏松症治疗中普遍存在的问题，提高依从性是防治骨质疏松症、降低骨质疏松性骨折所面临的挑战。患者群体普遍认为骨质疏松症并不会造成严重的后果和健康威胁，而短期治疗又难以感受到明显的效果，导致部分患者坚持治疗的积极性不够，且治疗时间越长，越易放弃治疗，依从性越低，最终会直接影响骨质疏松症的治疗效果。

这就对专业医生及医疗机构提出了更高的要求。在接诊骨质疏松症患者时，必须付出更多的时间、精力、耐心与患者进行病情沟通，及时发现并解决患者存在的问题，安排制定好监测方案及复诊时间点，给患者树立起规范治疗可降低骨折风险的信念，鼓励患者规范地坚持治疗，提高患者的依从性。

2.骨密度监测

骨密度是骨质量的重要体现，也是目前临床实践中判断骨质疏松症治疗疗效重要的、常规的监测指标之一。由于骨代谢周期相对较长，加之骨密度的增加仅能解释部分骨吸收抑制剂治疗相关的骨折风险下降，因此在治疗早期，监测骨密度的变化对预测抗骨吸收药物治疗反应的价值有限，建议骨吸收抑制剂治疗至少持续1年再行骨密度检测更为合适。而对于促骨形成药物治疗，骨密度的增加与临床骨折风险的下降密切相关。在连续监测骨密度时，最好用同一台仪器由同一技术员进行测量，以避免产生误差，最终影响对骨密度变化的判定。

目前，我国推荐在首次进行药物治疗之前或改变治疗方案后，每年重复骨密度测量，以监测疗效。

3.骨代谢标志物监测

骨代谢标志物的敏感性明显高于骨密度变化。在使用强效的抗骨吸收药物治疗时，骨代谢标志物水平可快速下降，并在几个月内降低至较低的平台期，这种短期的下降与后续持久的骨密度变化和骨折风险下降有关。在使用促骨形成药物（如特立帕肽）时，早期骨形成标志物升高，则提示后期骨密度增加。

在监测骨代谢标志物时，只有其变化超过最小有意义变化值时，才具有临床意义。患者在进行骨代谢标志物监测时，应禁食12小时，并于晨起进行空腹监测，以避免检测差异。建议在最初就诊时和使用抗骨质疏松症药物前检测骨代谢标志物的基线水平，随后在药物治疗每隔3~6个月后，再次复检，了解骨代谢标志物变化，以判断药物治疗效果及患者对治疗的依从性，方便进一步调整治疗方案。

4.脊椎影像学检查监测

椎体骨折是骨质疏松性骨折常见的类型，部分患者在自发椎体骨折时，可能都没有明显的疼痛及活动受限等症状。建议中老年骨质疏松症患者每年都进行精确的身高测量，这是判断骨质疏松症治疗疗效较直接简单且方便快速的手段。当发现患者身高缩短超过2cm以上时，不管是否是急性还是渐进性，均应立即就医，进行脊椎X线检查（主要是胸、腰椎X线正侧位片），以明确是否有新发椎体骨折发生。在患者考虑进入药物假期前，也应进行脊椎影像学检查；此外，在治疗期间出现新的椎体骨折，则提示应该加强治疗或继续坚持治疗，暂不满足停药指征。

中医治疗

中药治疗

基于中医对骨质疏松症以"虚"为本，以"瘀"为标，"多虚多瘀"为病理病机的认识，结合临床表现，骨质疏松症的中医辨证分型当分虚实两端。虚者以肝肾亏虚、脾胃虚弱为主。实者可分"瘀""邪"两端，"瘀"乃气血紊乱、阴阳失衡、瘀血阻络；"邪"以风寒湿痹、湿热多见。治疗上当补肝肾、强筋骨、健脾胃、通经络、祛外邪为原则。以补肾强骨、健脾益气、祛瘀通络、温阳通痹为治法，同时重视调节阳明气机。

本病初起时以实证或虚证多见，发病日久则多虚实夹杂之证。结合骨质疏松症中医诊疗方案将骨质疏松症概括为阳虚湿阻证、气滞血瘀证、脾气虚弱证、肝肾阴虚证、肾阳虚衰证、气血两虚证等6个证型。

证候诊断

• 阳虚湿阻证：腰部冷痛重着，转侧不利，虽静卧亦不减或反加重，遇严寒及阴雨天疼痛加重。舌淡，苔白腻，脉沉而迟缓。

• 气滞血瘀证：骨节疼痛，痛有定处，痛处拒按，筋肉挛缩，骨折，多有久病或外伤史。舌质紫暗，有瘀点或瘀斑，脉涩。

• 脾气虚弱证：腰背酸痛，肢体倦怠无力，消瘦，少气懒言，纳少，大便溏薄。舌淡苔白，脉缓弱无力。

• 肝肾阴虚证：腰膝酸痛，膝软无力，驼背弯腰，患部痿软微热，形体消瘦，眩晕耳鸣，或五心烦热，失眠多梦，男子遗精，女子经少经闭。舌红少津，少苔，脉沉细数。

• 肾阳虚衰证：腰背冷痛，酸软无力，甚则驼背弯腰，活动受限，畏寒喜暖，遇冷加重，尤以下肢为甚，小便频多，或大便久泻不止，或浮肿，腰以下为甚，按之凹陷不起、舌淡苔白，脉沉细或弦。

• 气血两虚证：腰脊酸痛，肢体麻木软弱，患部肿胀，神疲乏力，面白无华，食少便溏。舌淡苔白，脉细弱无力。

辨证论治

• 阳虚湿阻证

【治法】散寒祛湿，温通经络。

【方药】肾着汤加减。

组成：干姜、甘草、茯苓、白术。

方义：方中以干姜温中祛寒，伍以茯苓、白术除湿健脾，甘草益气和中，调和诸药。重在温中散寒祛湿，以祛寒湿为要，主治寒湿下侵所致之肾着病，症见腰重冷痛。

加减：偏寒加附子，偏湿加薏苡仁、防己。

【中成药】健步壮骨丸。

• 气滞血瘀证

【治法】理气活血，化瘀止痛。

【方药】血府逐瘀汤加减。

组成：生地黄、桔梗、柴胡、川芎、枳壳、桃仁、赤芍、牛膝、甘草。

方义：方中桃仁破血行滞而润燥，红花活血祛瘀以止痛，共为君药。赤芍、川芎助君药活血祛瘀；牛膝活血通经，祛瘀止痛，引血下行，共为臣药。生地黄、当归养血益阴，清热活血；桔梗、枳壳，一升一降，宽胸行气；柴胡疏肝解郁，升达清阳，与桔梗、枳壳同用，尤善理气行滞，使气行则血行，以上均为佐药。桔梗并能载药上行，兼有使药之用；甘草调和诸药，亦为使药。

加减：腰背痛甚者加秦艽、羌活、地龙。

【中成药】仙灵骨葆胶囊。

• 脾气虚弱证

【治法】健脾益气壮骨。

【方药】参苓白术散加减。

组成：人参、茯苓、白术、山药、白扁豆、薏苡仁、莲子肉、砂仁、桔梗、甘草。

方义：方中人参、白术、茯苓益气健脾渗湿为君。配伍山药、莲子肉助君药以健脾益气，兼能止泻；并用白扁豆、薏苡仁助白术、茯苓以健脾渗湿，均为臣药。更用砂仁醒脾和胃，行气化湿，是为佐药。桔梗宣肺利气，通调水道，又能载药上行，培土生金；甘草健脾和中，调和诸药，共为佐使。综观全方，补中气，渗湿浊，行气滞，使脾气健运，湿邪得去，则诸症自除。

【中成药】参苓白术颗粒、龙牡壮骨颗粒。

• 肝肾阴虚证

【治法】滋补肝肾，养阴填精。

【方药】左归丸加减。

组成：熟地黄、山药、山茱萸、枸杞子、川牛膝、鹿角胶、龟甲胶、菟丝子。

方义：方中重用熟地滋肾填精，大补真阴，为君药。山茱萸养肝滋肾，涩精敛汗；山药补脾益阴，滋肾固精；枸杞子补肾益精，养肝明目；龟、鹿二胶，为血肉有情之品，峻补精髓，龟甲胶偏于补阴，鹿角胶偏于补阳，在补阴之中配伍补阳药，取"阳中求阴"之义，均为臣药。菟丝子、川牛膝益肝肾，强腰膝，健筋骨，俱为佐药。诸药合用，共奏滋阴补肾、填精益髓之效。

【中成药】健步丸、虎潜丸。

• 肾阳虚衰证

【治法】补肾健阳，强身健骨。

【方药】右归丸加减。

组成：熟地黄、附子、肉桂、山药、山茱萸、枸杞子、杜仲、菟丝子、鹿角胶、当归。

方义：方中附子、肉桂、鹿角胶培补肾中元阳，温里祛寒，为君药。熟地黄、山茱萸、枸杞子、山药滋阴益肾，养肝补脾，填精补髓，取"阴中求阳"之义，为臣药。再用菟丝子、杜仲补肝肾，强腰膝，配以当归养血和血，共补肝肾精血，为佐药。诸药合用，以温肾阳为主而阴阳兼顾，肝、脾、肾并补，妙在阴中求阳，使元阳得以归原，故名"右归丸"。

【中成药】金匮肾气丸。

• 气血两虚证

【治法】气血双补，养髓壮骨。

【方药】八珍汤加减。

组成：人参、白术、茯苓、川芎、当归、白芍、熟地黄、炙甘草。

方义：方中人参与熟地黄相配，益气养血，共为君药。白术、茯苓健脾渗湿，助人参益气补脾；当归、白芍养血和营，助熟地黄滋养心肝，均为臣药。川芎为佐，活血行气，使熟地黄、当归、白芍补而不滞。炙甘草为使，益气和中，调和诸药。全方八药，实为四君子汤和四物汤的复方。用法中加入姜、枣为引，调和脾胃，以资生化气血，亦为佐使之用。

【中成药】十全大补丸。

以上方药用法：剂量遵医嘱，水煎服，每日1剂，1个月为1个疗程。中成药照说明书或遵医嘱服用。

针灸治疗

针灸的作用

1.疏通经络

疏通经络作用是指经过针灸治疗可使瘀阻的经络通畅，从而发挥其正常的生理功能，这是临床针灸最基本、最直接、应用最广的治疗作用。运行气血是经络最主要的生理功能之一，即内属于腑脏，外达于肢节。经络功能正常，气血运行通畅，身体诸脏腑、四肢百骸得以濡养，内脏和体表得以沟通，机体才可以发挥正常的生理功能。如果经络功能失常，气血运行受阻，就会影响人体正常生理功能，甚至会出现一系列的病理变化，最终形成疾病。针灸的疏通经络作用，就是依据经络的循行，选择适当的腧穴与针刺手法，促使经络恢复通畅，气血运行正常，达到治疗疾病的目的。

按照经络理论，经络不通，气血受阻，临床常表现为疼痛、麻木、肿胀等症状。而骨质疏松症的主要临床表现为疼痛，故针灸的疏通经络作用能够直接改善或消除骨质疏松症的临床症状。

2.调和阴阳

调和阴阳是指针灸可以使机体从"阳盛则阴病，阴胜则阳病"的病理状态恢复到"阴平阳秘"的阴阳平衡状态，使脏腑经络恢复正常。阴阳平衡是中医，也是针灸治疗所要达到的根本目的。针灸调和阴阳的作用，主要是通过经络的阴阳属性、腧穴配伍与针刺手法来实现的。

骨质疏松症的主要临床表现为脊柱变形，出现驼背、身长缩短，为"阴急阳缓"的"骨将惫"的表现，故通过针灸的调和阴阳作用能够改善骨质疏松症的临床症状。

3.扶正祛邪

扶正祛邪作用是指针灸可以扶助机体正气，祛除病邪。中医理论认为，疾病的整个发生、发展与转归的过程，实质上是正邪相争的过程。因此，扶正祛邪使疾病向好的方向发展，是中医治疗的根本方法，针灸治病必须坚持这一原则。针灸治疗作用尽管不像中药药性与药理作用那样显而易见，但针灸的扶正祛邪就是通过补虚泻实的作用实现的。

骨质疏松症伴随衰老而发生，与肾气不足有密切关系。针灸的扶正祛邪作用能够补益肾气，从而改善、缓解骨质疏松症。

针灸作用特点

针灸作用既不是针对病源，也不是直接作用于患病器官本身，而是通过对人体体表一定部位（腧穴）的刺激，激发其本身固有的调节功能，改变患病器官或组织的病理功能状态，使之恢复"常度"，它是一种建立在自我稳定（平衡）调节基础上的自然疗法，其作用特点主要有以下几方面。

1.整体性

整体观是中医学的基本特色之一，也是经络学说的主要内容，该学说认为人体体表与体表之间以及体表与内脏之间存在着某种特定的联系。在疾病状态下，体内脏腑的病变可以在体表一定的部位（腧穴）反映出来；体表某一局部的病变可以在另一远隔部位产生各种不同的反应（其反应点多与腧穴相吻合）。在针灸临床上，刺激体表的反应点（腧穴）可以治疗内脏或体表相关部位的病变。因此，针灸临证选穴常常是"以表治里""以上治下""以左治右"，与"头痛医头""脚痛医脚"的局部治疗明显不同。

针灸作用整体性的另一种表现形式为，同一个腧穴可以有多个效应部位，即针灸作用的"多靶点"特性，而且在一定刺激量条件下，单一腧穴的刺激还可产生全身性的效应，即表现为针灸的"非特异性"作用。

2.良性双向性

所谓双向性，是指同一腧穴的刺激对机体各组织、器官功能状态的影响具有兴奋或抑制的双重效应，即在机体器官功能活动状态病理性减弱时，针灸可使之增强而显示兴奋性效应；但在机体器官功能活动状态病理性增强或过度亢进时，针灸的调整作用使之减弱而发挥其抑制性效应。这种效应一般通过选择不同的针灸手法来实现，但临床上也可见用相同的针法（如不具补或泻性质的"平补平泻法"）或灸法（如温灸法）取同一穴位施治可以治疗性质截然相反的两种疾病，例如腹泻和便秘，尿失禁与尿潴留，痉挛与弛缓等。同一疾病，在不同的病理过程或不同病理阶段亦是如此。例如，在痢疾的急性期，针灸可抑制肠蠕动而止泻；而在痢疾的恢复期，特别是休息痢，针灸可促进肠蠕动而通便排毒。这提示，针灸作用的性质除了受操作手法的影响外，还受患者的功能状态的影响。针灸的双向调整作用，正是其能够在临床上发挥"补虚泻实，协调阴阳"，使机体"归于平复"的作用基础。

3.无毒副作用

针灸作用的这一特点是由其作用机制所决定的，因为它并非针对病因进行强制性的干预，而是通过调整机体内在的"控制系统"而纠正偏差。从西医学观点来看，针灸刺激通过激发机体内源性生物活性物质（包括神经递质、激素和免疫因子等）的释放并提高相关物质受体的反应性，引起内源性药物的药理的作用，由于这是一种良性的生理性的调整，不会出现"调节过度"的现象，因而表现出作用的安全性，不会产生外源性药物治疗的毒副作用。针灸作用的这一特点也是其最大优势。

对于针灸作用的这一鲜明特点，针刺麻醉可以说是一个很好的例证。针灸麻醉的麻醉作用虽然比不上药物麻醉，但是其安全性能最高，避免了因用药引起的医源性疾病或因操作失误或用药过量而导致的意外。同时它还具备了许多药物麻醉所没有的优点，特别是对于那些需要患者配合的外科手术（如喉、脑部手术等）麻醉，针刺麻醉的优势更为突出。再者，针灸在产生麻醉作用的同时还对机体各器官系统的功能产生良性调整作用，因此还可提高某些手术中的安全度并减轻术后反应。

与骨质疏松症密切相关的经脉

1.足少阳胆经

足少阳胆经属十二经脉之一，循行经头、躯干侧面至足部。《灵枢》中明确提出足少阳胆经"主骨所生病"，涉及"心胁痛不能转侧""头痛，颔痛……胸胁肋髀膝外至胫绝骨外踝前及诸节皆痛"。此述诸痛者皆与骨有关，骨与髓关系密切，脑为髓海，而胆经之于头部之循行，覆于颅内髓海，呈左右外包绕三匝之势，较之其余诸经，胆经循行于颅部最长，覆盖最广，经穴分布亦最多，胆经经气与颅内髓海关联密切，髓之气亦汇聚于胆经的悬钟。

2.足阳明胃经

足阳明胃经属十二经脉之一，循行经头、躯干前至足部。引《灵枢》所言，足阳明胃经是"主血所生病"，涉及"膝膑肿痛""气街，股……足跗以上皆痛"等骨痛病。而《医宗必读·痿》中亦提到："阳明虚则血气少，不能润养宗筋，故弛纵，宗筋纵则带脉不能收引，故足痿不用。"阳明经多血多气，其中的足三里为调节体内气血盛衰的常用保健补虚之要穴。由此可见，足阳明胃经经气所"主"之血对筋骨的濡养情况，与骨质疏松症的发病关系密切。此外，《素问·痿论》中提出的"治痿独取阳明"，亦是认识到了由气血失养导致诸官痿败而引发的诸痿症（如骨痿）与阳明经的重要关系。

3.足少阴肾经

足少阴肾经属十二经脉之一，循行经足、躯干前至胸腹。引《灵枢》所言，足少阴肾经是"主肾所生病"，涉及"脊，股内后廉痛，痿，厥"等筋骨相关疾病。而《灵枢·经脉》中提到："足少阴气绝则骨枯，少阴者，冬脉也，伏骨而濡骨髓也。故骨不濡则肉不能着骨也，骨肉不相亲则肉软却，肉软却故齿长而垢，发无泽，发无泽者，骨先死。"肾中先天之精与骨、髓有着直接的供养关系，外在经脉的气血状态反映了与之相关的内在脏腑生理功能状态，足少阴肾经经气不足，则表明了肾脏的阴阳状态失衡，与肾虚而导致的骨质疏松症发病有着直接的因果关系。

4.足太阳膀胱经

足太阳膀胱经属十二经脉之一，循行经头、躯干后至足部。引《灵枢》所言，足太阳膀胱经是"主筋所生病"，涉及"项、背、腰、尻、腘、腨、脚皆痛"等筋骨相关疾病。足太阳膀胱经与人日常生理活动关系密切，经穴中包括骨之气所汇注的大杼，而筋与骨相互依存关系密切，筋病及骨的亦为临床常见案例。若足太阳膀胱经经气不足，则可引发由项至足等一系列筋骨相关疾病；且诸脏腑之背俞穴皆为膀胱经所属之穴，外在经病亦可反映内在脏腑病，若二者相合，日久不愈或渐甚，则距骨质疏松症的发病亦不远矣。

针灸治疗骨质疏松症的优势

针灸疗法无副作用，能够修复骨质，提高骨量，达到标本兼治、综合治疗的目的，值得临床推广使用。针灸治疗骨质疏松症主要优势体现在以下3个方面。

1.不增加肝肾负担，适合老年人的体质

针灸疗法已经应用了2000多年，作为一种激发机体固有的调节功能，改变患病器官或组织的病理功能状态，使之恢复"常度"的疗法，它是一种建立在自我稳定（平衡）调节基础上的自然疗法，安全有效，无任何副作用。老年人机体功能衰退，尤其是常伴有其他慢性疾病需要长期服用某些药物，针灸疗法相对于目前骨质疏松症治疗中所用的药物更易为患者接受，不仅能避免口服药物的副作用，而且避免与其服用的其他药物发生冲突，同时不增加肝肾的负担。

2.快速消除疼痛，提高患者的生存质量

针灸通过疏通经络，可以起到非常好的止痛作用。骨质疏松症患者常年的腰背痛和全身酸痛，在接受针灸治疗后，可以得到明显缓解。患者疏松症身体疼痛和因惧怕骨折的心理导致患者活动不同程度受限而出现的家庭角色和社会角色的变化，远远超出了骨质疏松症对患者身体造成的损害，导致患者生存质量明显下降。临床研究表明针灸治疗能缓解疼痛，有效改善患者的临床症状，从而提高其生存质量。

3.预防骨折的发生

骨质疏松症是以骨量减少、骨密度降低、骨组织的微结构破坏为特征，致使骨的脆性增加以及易于发生骨折的一种全身性骨骼疾病。随着骨量的减少，骨骼机械强度逐渐衰减，骨折的危险性随之增加。髋骨骨折具有较高的致残率和致死率，针灸疗法能够通过调节内分泌激素水平，提高骨密度，改善异常骨代谢。我们的研究表明，健脾益肾强骨针法能够增强股骨的硬度和弹性，有可能改善软组织的力学特性，从而起到预防骨质疏松性骨折的作用。

辨证论治

• 阳虚湿阻证

【治法】散寒祛湿，温通经络。

【取穴】肾俞、腰阳关、脾俞、阴陵泉、局部阿是穴。

【方义】肾俞补肾，腰阳关、脾俞、阴陵泉散寒祛湿，配以局部阿是穴通络止痛。

【操作】腰阳关用温针灸补法，阴陵泉用泻法，余穴用平补平泻法。

【疗程】日1次，10日为1个疗程。

• 气滞血瘀证

【治法】理气活血，化瘀止疼。

【取穴】肾俞、大杼、膈俞、局部阿是穴。

【方义】肾俞补肾，大杼为"骨之会"，用以强骨，膈俞为"血之会"，用以行气活血。配以局部阿是穴通络止痛。

【操作】肾俞用温针灸补法，膈俞用泻法，余穴用平补平泻法。瘀重者可局部阿是穴刺络放血以加强活血化瘀功效。

【疗程】日1次，10日为1个疗程。

● 脾气虚弱证

【治法】健脾益气壮骨。

【取穴】脾俞、足三里、局部阿是穴。

【方义】脾俞、足三里健脾益气，配以局部阿是穴通络止痛。

【操作】足三里用温针灸补法，余穴用平补平泻法。

【疗程】日1次，10日为1个疗程。

● 肝肾阴虚证

【治法】滋补肝肾，养阴填精。

【取穴】肾俞、肝俞、大杼、局部阿是穴。

【方义】肾俞、肝俞补肝肾，大杼为"骨之会"，用以强骨，配以局部阿是穴通络止痛。

【操作】肾俞用温针灸补法，余穴用平补平泻法。

【疗程】日1次，10日为1个疗程。

● 肾阳虚衰证

【治法】补肾健阳，强身健骨。

【取穴】肾俞、命门、大杼、局部阿是穴。

【方义】肾俞、命门补肾壮阳，大杼为"骨之会"，用以强骨，配以局部阿是穴通络止痛。

【操作】肾俞、命门用温针灸补法，余穴用平补平泻法。

【疗程】日1次，10日为1个疗程。

● 气血两虚证

【治法】气血双补，养髓壮骨。

【取穴】脾俞、肾俞、大杼、膈俞、局部阿是穴。

【方义】脾俞、肾俞补先后天之气，大杼为"骨之会"，用以强骨，膈俞为"血之会"，用以补血活血，配以局部阿是穴通络止痛。

【操作】脾俞、肾俞用温针灸补法，余穴用平补平泻法。

【疗程】日1次，10日为1个疗程。

推拿治疗

推拿是人类祖先劳动、生活实践的产物，是人类最古老的、利用物理学原理作为治疗手段的一种治疗方法，是中医学的重要组成部分。推拿属于中医外治法范畴，具有操作简便、安全性好、适应证广、疗效确切、无明显副作用、易于接受等优点，为人类的健康和民族繁衍做出了重大贡献。

早在春秋战国时期，人们就开始运用自我按摩或给他人按摩的方法预防和治疗疾病，有关"按摩""导引"已有文字记载。《史记·扁鹊仓公列传》中记载："上古之时，医有俞附，治病……挢引，案扤，毒熨……"唐代司马贞的《史记索隐》对此这样注释："挢音九兆反，谓为按摩之法，天挢引身，如熊顾鸟伸也。扤音玩，亦谓按摩而玩弄身体使调也。"这里的"挢引"指的就是自我按摩，而"案扤"则指被动按摩，即给他人按摩。

推拿起效的基本原理

推拿起效的基本原理是通过手法做功，作用于人体体表的皮部、经络、经筋，调整机体功能由异常向正常转归。其基本途径为调整脏腑，疏通经络，行气活血，理筋整复。对推拿临床而言，掌握熟练、规范的手法是基础；选择合理的手法操作是前提；根据不同病证、不同病位、不同体质，合理选择手法的作用部位、作用层次、作用方向、作用频率、作用功力是关键。

推拿的作用

1.调整脏腑

调整脏腑主要体现在调整脏腑功能上。脏腑是气血生化之源，脏腑的生理功能正常，则气血化生有源，气血旺盛，精力充沛，阴平阳秘，"正气存内，邪不可干"，维持人体的活动功能正常。而人体的活动功能正常又反过来促进脏腑功能的正常，两者相互依存，相互为用。当脏腑功能失调时，则气血化生不足，阴阳平衡失调，人体功能减退，即所谓"邪之所凑，其气必虚"。可见，脏腑功能失常，阴阳平衡失调，是疾病产生的基础。推拿具有调整脏腑、平衡阴阳、促进气血化生和运行的作用。

2.疏通经络

经络是人体经脉和络脉的总称，内属于脏腑，外络于肢节，沟通表里，贯穿上下，网络全身，将人体的脏腑组织器官各部分联系成一个统一协调而稳定的有机整体。它包括经脉、络脉、经筋和皮部，是气血运行系统，具有"行血气而营阴阳，濡筋骨，利关节"的功能。人体就是依赖经络来运行气血，发挥营内卫外的作用，使脏腑之间及其与四肢百骸保持动态平衡，使机体与外界环境协调一致。当经络的生理功能发生异常时，外则皮、肉、筋、脉、骨失养不用，内则五脏不荣，六腑不运，气血失调，不能正常地发挥营内卫外的生理功能，则百病由此而生。

脏腑生理功能的盛衰状态决定经络气血的充盈与否，经络气血的盛衰直接反映了脏腑功能的强弱。推拿手法作用于体表的经络穴位上，首先引起局部经络反应，进而激发和调整局部经气运行，再通过经络影响所连属的脏腑、组织、肢节的生理活动，以调节机体的生理、病理状况，达到百脉疏通，五脏安和，使人体恢复正常生理功能的目的。

推拿疏通经络的作用体现在临床各科疾病的治疗过程中，所谓"经脉所至，主治所及"。如运用推桥弓治疗高血压，即通过其平肝阳作用而令血压下降；在肝胆经所过的胁肋部，运用搓摩胁肋的方法，可疏肝利胆、理气解郁而使胁肋胀痛缓解；手阳明大肠经循行路线分支"入齿中"，临床常用掐按合谷的方法治疗牙痛；委中属足太阳膀胱经，四总穴歌中"腰背委中求"，其原理就是足太阳膀胱经循行于腰背部。

现代研究证实，长时间柔和的推拿手法，可抑制中枢神经而兴奋周围神经，提示推拿对经气的调整作用可能是通过调节神经系统的兴奋和抑制，并通过神经的反射调节，作用于各脏腑器官组织，达到调整内脏功能来实现的。这种调节、疏通经络作用的强弱，与推拿时手法操作的经络穴位（或部位）的准确与否、手法作用时间的长短、刺激量大小等，均有明显的关系。例如，风、寒、湿邪侵入人体，客于经络，使人体产生肌肉酸痛僵硬等不适症状，此属经络"不通则痛"理论；通过推拿手法的治疗，可使风、寒、湿邪外达，经络疏通而痛消，此属经络"通则不痛"理论。故《素问·举痛论》曰："寒气客于背俞之脉，则脉泣，脉泣则血虚，血虚则痛，其俞注于心，故相引而痛。按之则热气至，热气至则痛止矣。""寒气客于肠胃之间，膜原之下，血不得散，小络急引故痛。按之则血气散，故按之痛止。"《医宗金鉴·正骨心法要旨》说："按其经络，以通郁闭之气。"说明推拿具有明显的疏通经络作用。

3.行气活血

气、血是构成人体和维持人体生命活动的基本物质，它们是人体脏腑生理活动的产物，又为人体脏腑、经络及组织器官进行正常的生理活动提供必需的物质和能量。气血之间是相互资生、相互依存、相互为用的关系。"气为血之帅"，气对于血，具有化生、推动和统摄的作用；"血为气之母"，血对于气，具有濡养和承载等作用。气与血在人体全身都发挥着重要的作用，气血在出现异常的状况下，不仅在局部引起病症，也常常引起全身出现各种病理变化。推拿在气血的生成、运行，以及对气血功能的强化与调和等方面均有极大作用。

4.理筋整复

筋肉、骨骼、关节组成人体的外在架构，具有支撑人体、保护人体内部脏腑及组织器官、维持人体各种运动功能正常发挥的作用。一旦人体受到外来暴力或劳损，筋骨关节最易受到伤害，从而造成人体功能活动的障碍。筋骨关节局部受损，必累及气血，致脉络损伤，气滞血瘀，为肿为痛，从而影响肢体关节的活动，甚至引起一系列的全身反应。正如《正体类要·序》云："肢体损于外，则气血伤于内，荣卫有所不贯，脏腑由之不和。"推拿可以通过疏通经络，理筋整复，达到治疗目的。推拿理筋整复的方法主要有调理经筋、归合整复、滑利关节。

推拿手法的基本要求

1.持久

持久，是指手法在操作过程中，能够严格地按照规定的技术要求和操作规范持续地运用，在足够的时间内保持动作和力量的连贯性，不间断、不变形、不乏力，以保证手法对人体的刺激能够积累到临界点，以起到调整脏腑功能、改变病理状态的作用。

2.有力

有力，即有力量，且这种力量不可以是蛮力和暴力，而是一种含有技巧的力量。无论何种手法总是以力为基础的。

3.均匀

均匀，是指手法操作的力量、频率和幅度都必须保持均衡。力量不可忽强忽弱，频率不宜时快时慢，幅度不要时大时小，应使手法操作既平稳而又有节奏。机体对某种刺激作出应答需要一定的时间。如果一种手法本身不均匀，变化太大，则机体的应答也不断变化，就达不到手法所要取得的效果。

4.柔和

柔和，即从容和缓的意思，是相对于刚劲而言的。手法的柔和是指手法操作时，动作平稳缓和，手法变换时自然、协调，轻而不浮，重而不滞。柔和并不是软弱无力，而是柔中有刚，不可生硬粗暴，增加患者的痛苦。正如《医宗金鉴·正骨心法要旨》中"手法总论"所说："法之所施，使患者不知其苦，方称为手法也。"

5.深透

深透，是指手法达到了持久、有力、均匀、柔和这4项要求后，形成了一种渗透力。这种渗透力，可透皮入内，直接深达手法刺激体表的深层组织和内脏器官，或间接地通过各种途径使手法的生物效应到达目标脏器，起到调整脏腑虚实的作用。深透，主要是指力的深透，同时也包括了热的深透。

推拿治疗方法

推拿治疗骨质疏松症，通过调整脏腑、疏经通络、行气活血、强筋健骨而能较好地缓解骨质疏松症临床症状，改善患者生活质量。

【治疗原则】舒筋活血，通络止痛，强筋健骨。

【手法】以一指禅推法、㨰法、揉法、擦法等轻柔手法为主，忌用扳法、按法、活动关节类手法。

【注意事项】推拿时应注意发力宜小，以皮肤透热为度。重度骨质疏松症患者禁止推拿。

【取穴】肾俞、肝俞、脾俞、膈俞、大杼、命门、夹脊穴、足三里、阴陵泉、阿是穴。

【操作】患者取俯卧位，医者用按揉法、一指禅推法在脊柱两侧膀胱经往返交替施术，手法宜轻柔缓和，时间约5分钟，以舒筋活血。

继上势，医者用掌揉法在病变节段及周围施术，再用双手提拿脊柱两侧肌肉数遍，然后用掌根推法顺肌纤维方向平推施术，手法轻柔缓和，时间约5分钟，以舒筋活血，温经通络。

继上势，医者用拇指按揉肾俞、肝俞、脾俞、膈俞、大杼、命门、夹脊穴、足三里、阴陵泉等穴位，再点按病变节段阿是穴，配合弹拨条索状的肌索或硬结，弹拨时手法宜轻柔缓和，时间约5分钟，以舒筋活血，散结止痛。

患者取俯卧位，在脊柱两侧膀胱经涂上介质，医者沿膀胱经走行方向用直擦法，以透热为度。可加用湿热敷，以温经活血，强骨通络。

康复治疗

骨质疏松症致残率较高、治疗周期较长、治疗费用高昂，给患者家庭和社会带来沉重的负担，所以，骨质疏松症的康复治疗就显得特别重要。下面我们将会从运动疗法、物理因子治疗、作业疗法、康复工程等方面为大家介绍骨质疏松症的康复治疗。

运动疗法

无论是预防或治疗骨质疏松症，均鼓励患者参加各类运动。

运动的作用

运动不仅是骨矿化和骨形成的基本条件，而且能促进性激素分泌，调节全身代谢状态，增强肌肉收缩对骨产生应力作用，改善骨组织的血液循环，使骨小梁的结构排列更加合理，有利于促进骨钙代谢，减少骨量丢失，因而运动是防治骨质疏松的有效办法。

运动的原则

• 个体原则：由于个体的生理状态和运动功能差异，应选择适合自己的运动方式。

• 评定原则：每个个体在选择运动方式时应进行生理状态包括营养、脏器功能等方面的评估。

• 产生骨效应的原则：负重、抗阻、超负荷和累积的运动可以产生骨效应，抗阻运动具有部位的特异性，即承受应力的骨骼局部骨量增加。

运动的方式

只要骨骼肌受到足够的拉力和张力，就是有效的运动，但不同的运动方式会对不同部位的骨产生影响。应做到全身整体运动与局部运动相结合，循序渐进，运动量从小到大。

常见的运动方式有走路、慢跑、有氧操、骑车、球类运动、负重和抗阻训练，及太极拳（扇／剑）、五禽戏、八段锦等为代表的民族传统健身运动等。开始新的运动训练前应咨询临床医生或康复医师，进行相关评估，遵循个体化、循序渐进、长期坚持的原则，选择适合的运动方式。

选择运动项目要有目的性。如蹬楼梯可预防股骨和髋部骨质疏松造成的骨折；体操训练可预防腰椎骨质疏松所造成的骨折；渐进抗阻训练是促进骨质疏松逐渐恢复的重要方法。

骨质疏松症患者在进行运动锻炼时应该注意锻炼方式的多样性。可以选择不同的运动方式和不同的锻炼器材，以免身体适应同一种锻炼方式而出现锻炼效果下降的情况。同时，多样化的锻炼方式也可以增加锻炼的趣味性和可持续性。

骨质疏松症患者应避免下列运动：①冲击性强的运动，如剧烈跳跃、跑步。这类运动会增加脊柱和下肢末端的压力，使脆弱的骨骼发生骨折。②需要前后弯腰的运动或动作，如仰卧起坐、划船等。

运动量

• 运动强度：在一定范围内，运动强度越大，对骨的应力刺激也越大，也越有利于骨密度的维持和提高。运动强度以每次运动后肌肉有酸胀和疲乏感，休息后次日这种感觉消失为宜。

• 运动时间：没有统一标准，以适量为主。一般来说，每次运动时间不少于30分钟，但是要注意，不要在疲劳状态下进行运动，以免影响锻炼效果和身体健康。

• 运动频率：以次日不感觉疲劳为度，一般每周3~5次为宜。建议负重运动每周4~5次，抗阻运动每周2~3次。

• 锻炼阶段性问题：坚持长期有计划有规律的运动，建立良好生活习惯。

要注意，锻炼要适当，任何过量的、不适当的运动或轻微损伤均可引发骨折。

运动推荐

1.承重的有氧训练

（1）踏步运动和步行

有研究证明，骨骼纵向的压力对于减少骨钙的丢失最为重要，因此运动疗法的设计首先要在纵向为骨骼加压力。也就是说，外界压力的传导方向与骨骼的轴线一致。例如，下肢的骨骼一般与地面垂直，因此运动产生的力量传导方向最好也与地面垂直，这样疗效最佳。根据此原理，原地踏步运动和步行运动是骨质疏松症最好的运动治疗方法。因为无论是原地踏步还是步行前进，人身体的受力都与地面垂直并沿下肢骨骼传导。由于下肢骨骼受到来自垂直方向力量的刺激，可以缓解骨质疏松症的骨量丢失。踏步和行走的时间，以及是否可在负重条件下运动应当根据患者身体状况等因素确定，不强求一致。

（2）跳跃运动

跳跃时人的体重沿脊柱及双下肢向下传导，使骨骼上受力，有利于预防和治疗骨质疏松症。跳跃的时间及运动强度应根据患者的实际情况确定，不能强求一致。对于身体状况相对较差的患者，跳跃时可以扶墙、扶家具、扶树木等，防止摔倒。

（3）踮脚运动

踮脚运动有利于脊柱和下肢骨骼压力的增加，有利于减少骨钙的丢失，尤其对骨质疏松症造成脊柱弯曲（俗称驼背）的老年患者，通过踮脚运动，可增加脊椎椎体骨小梁的密度，加强腰背部肌肉的力量，起到稳定脊柱、减少椎体变形的作用。患者站立位（必要时可以扶墙、扶树等，以稳定身体），深吸气后，慢慢将足跟抬起，用足前掌支撑于地面，维持3~5秒钟后放下足跟并呼气，反复进行10~30次。经过上述练习可逐渐增加踮脚的频率和维持时间。在此基础上还可以双手提起重物做踮脚运动，每日做1~3次。

（4）登高

在上述锻炼的基础上，如果患者身体允许，可以逐步过渡到登高运动。登高运动的目的与上述其他运动的目的相同，都是增加脊柱和双下肢骨骼的压力或负荷，减少骨钙的丢失。登高运动的方式有登楼梯、登山及利用人造阶梯器械进行运动等方式，患者可以灵活选择。

（5）上肢屈伸运动

除了注意脊柱和下肢骨骼的受力外，上肢骨骼的受力状况也很重要。患者可以用各种方式活动上肢，例如做肩关节、肘关节、腕关节的屈、伸、旋转等运动，也可以手握一些重物进行运动。

2.平衡训练

平衡训练能够有效地帮助患者预防跌倒，避免骨折，常见的平衡训练包括踮脚站立、单腿站、顶书平衡走、跨过障碍物、绕过障碍物、边走边左右转头、走"一"字形、边行走边抛接球、太极拳等。

3.抗阻训练

引导骨质疏松症患者进行抗阻训练，具体训练强度由康复治疗师根据患者评定情况而定。渐进抗阻训练能够增加肌肉的横截面积、肌纤维数量，从而增强肌肉力量，肌肉的牵拉力以及重力通过器械传递到骨骼的力量能对骨骼产生一定的刺激，进而促进骨形成。常见的抗阻训练形式有负重抗阻运动、对抗性运动、克服弹性物体运动、使用力量训练器械等。

值得注意的是，抗阻训练执行难度相对较大，在执行过程中较容易出现急性损伤，难以长期坚持，执行率较低。

物理因子疗法

物理因子具有止痛、减少组织粘连、增强肌力、防止肌肉萎缩、改善局部血循环、促进骨折愈合、预防深静脉血栓形成和继发性骨质疏松，以及增加局部应力负荷、促进钙磷沉积、促进神经功能修复以及改善肢体功能活动的作用。常用的物理因子疗法有电疗法、光疗法、磁疗法、超声波疗法、水疗法、生物反馈疗法等，现列举部分物理因子疗法治疗骨质疏松症如下。

日光疗法

日光中的紫外线可促进7-脱氢胆固醇转化为维生素D_3，光照可以使皮肤维生素D合成增加，促进骨钙沉积，预防和治疗骨质疏松症。采用无红斑量紫外线全身照射或经常接受阳光照射，可预防及治疗骨质疏松症。

UVB日光灯

UVB日光灯实现了人体维生素D_3光转化的自然生物学/仿生学过程，采用生理方法补充维生素D_3。本灯较原预防小儿佝偻病的保健日光灯相比，灯粉制作配方工艺有所提高和变化，其所产生的中波紫外线光谱和照射剂量更适合于中老年皮肤的特点。且兼有照明的作用，可作为家庭日光灯的换代产品。适合老年人使用，对儿童、成年人的维生素D_3补充亦有作用。

脉冲电磁场刺激疗法

脉冲电磁场采用高能抗谐振低频变化脉冲电磁场改变人体生物电，改善生物场，促使成骨细胞增生，加速骨组织的生长，抑制破骨细胞生成，改善骨代谢，增加骨量和骨强度，提高骨密度，减轻骨痛，促进骨愈合。低频脉冲电磁场可改善骨质疏松症患者的疼痛，提高患者生活质量，可作为骨质疏松症的辅助康复治疗措施。

直流电钙离子导入疗法

采用2%~5%氯化钙全身法直流电钙离子导入，补充钙源。

骨质疏松治疗仪

目前较为先进的骨质疏松治疗仪器采用脉冲电磁场进行全身立体治疗，可治疗原发性骨质疏松症导致的腰背疼痛等临床症状及骨质疏松性骨折患者促进骨折愈合，增加骨密度，提高骨质量。每天治疗1次，每次30~40分钟，10次为1个疗程。

其他物理因子疗法

体外冲击波等治疗可以促进骨折愈合；超短波、微波、经皮神经电刺激、中频脉冲等治疗可减轻疼痛；神经肌肉电刺激、针灸等可增强肌力，促进神经修复，改善肢体功能。

总之，物理因子疗法对改善骨质疏松患者症状，增强肌力，提高骨密度，促进骨折愈合具有一定的作用，临床上可以适当选取一种或多种联合方式应用于骨质疏松症患者的康复治疗中。

作业疗法

作业疗法以针对骨质疏松症患者的康复宣教为主，包括指导患者正确的姿势，改变不良生活习惯，提高活动安全性等。作业疗法还可分散患者注意力，减少对疼痛的关注，缓解由骨质疏松症引起的焦虑、抑郁等负面情绪。

安全性教育

骨质疏松症容易导致肌肉负重能力的低下和诱发骨折，故骨质疏松症患者如何在日常生活活动中加强自我保护，成为一个治疗中的医患双方应该注重的问题。作业疗法中的安全性教育正是实现此目的的有利途径。

安全性教育包括以下几方面内容。

- 日常生活活动中正确的姿势；
- 适当地使用作业治疗自助器具；

- 家庭环境的适当改造；
- 正确的防止跌倒方式；
- 家人的配合方式；
- 工作性质和环境的调整。

心理的作业治疗

心理的作业治疗关注患者疼痛的同时，还注重通过作业治疗的小组活动缓解患者由于骨质疏松症所导致的焦虑、抑郁等不良情绪。故事编排和诗歌创作的小组活动是比分散注意力更高效的心理学方法，这些创作活动是在和个体最内在的情绪交流，可以提高患者的自尊心和希望，降低患者疼痛、焦虑、抑郁等负面感觉和情绪，提供患者之间交流的空间。

鼓励患者去想那些与快乐回忆有关的地方和活动，把自己过去快乐的经历和事件通过故事的形式编排出来，或者写成诗歌的形式朗读出来供大家分享。让患者将对疼痛、焦虑、抑郁等感觉和情绪中的注意力转移，从而帮助全身放松。

姿势管理

骨质疏松症患者的姿势管理目的在于减少脊柱的过度弯曲，以减小对脊柱椎体的压力，并增加脊柱稳定性。

1.坐位

将两脚平放在地板上，保持髋和膝在屈曲90°位。如果是身材较矮或不能调整椅子的高度，可在脚下放置踏板或凳子来支撑。也可以偶尔在腰后垫毛巾卷来帮助腰椎得到正常的前凸及放松。

2.立位

两腿分开与肩同宽，肩在额状面保持直立，头保持中立位。如果在这个体位感觉不舒服，还可选择双脚错开（前后）以便需要的时候可以移动负重。

3.卧位

睡眠时需要在头/颈下放一个高度合适的枕头。有时为了舒适建议使用颈部卷或功效枕头。如果习惯侧卧睡觉，应在两腿之间放置一个枕头以保持脊柱的正确的力线。

日常生活能力（ADL）训练

部分骨质疏松症患者发生骨折后日常生活能力会有下降，训练前，需请康复师评估患者的耐力、肌力、心肺功能，评估后根据患者的不同情况，进行穿衣、转移、步行、平衡活动、上下楼梯、洗澡、大小便等训练。

娱乐文体性活动治疗

由于骨质疏松症患者疼痛、活动能力下降及容易在外力作用下导致骨折等因素的存在，在选择娱乐活动时应该更加注重安全性原则。娱乐活动是集参与性、运动性、趣味性和艺术性为一体的治疗方式，不仅可以提高患者的运动功能，起到强筋壮骨的作用，还可以调节情绪，舒畅心情，减轻孤独感，养生益寿。

娱乐活动注意事项如下。

- 因人而异，循序渐进；
- 以非对抗性为主；
- 增加防护措施；
- 培养多种爱好，提高生活情趣；
- 避免精神紧张。

作业治疗活动

作业治疗活动包括了运动疗法的所有优点。

- 户外的活动可以接受充分的阳光照射，有助于皮肤合成更多的维生素D，提高人体对钙的吸收能力；
- 活动可以增加人体骨骼的强度，有助于承受较大的外力作用，可以预防骨折的发生；
- 经常参加活动可以提高人体内分泌系统的功能状态，促进钙在体内的转化。

可以选择的作业治疗活动有许多，如集体操、打门球、跳房子、传递手绢、大象过河等。

作业治疗活动的注意事项如下。

- 治疗活动前应做好准备活动；
- 掌握活动量；
- 选择适当活动时间；
- 检测身体状况；
- 循序渐进，持之以恒，激励上进。

作业治疗活动的禁忌如下。

- 不能进行强度太大的活动，尤其是骨质疏松症老年患者，心肺功能储备减弱，部分老年人可能身患隐匿性心肺疾患，强度过大的活动有可能导致患者出现心慌、心悸、胸闷、昏厥等症状；
- 不能进行强耐力活动；
- 不能进行大负荷活动；
- 不能进行对抗性太强的活动；
- 不能进行枯燥的活动；
- 不能进行高技巧性的活动；
- 不能进行高消费性活动。

作业治疗自助器具的选择

骨折及活动能力下降等原因会导致患者活动范围的局限。可以在日常生活中适当地配合自助器具的使用，从而提高患者的日常生活能力，扩大患者活动范围，降低患者肢体骨折的危险度，增强患者自主生活能力和信心。适当地选择辅助器具，如洗澡、进食、穿衣、移动自助器具等。

家庭环境改造与工作环境改造

为减少骨质疏松患者发生骨折，患者家庭环境可做适度的调整，其原则是减少活动场所中容易导致患者摔倒的障碍物，同时可以增加防护设备，减少意外发生，如安装扶手、门槛改进、照明改进，以及工作环境、工作性质的调整等。

环境改造的主要内容如下。

- 选择合适的轮椅；

- 清除室内台阶与门槛；

- 清理妨碍过道通行的杂物；

- 卧室、客厅、浴室、厕所地面平整，并进行防滑处理、减少高度落差；

- 改造推拉门窗，设关门把手；

- 调整坐便器及两侧扶手高度；

- 水龙头改造为单杠杆龙头，调整毛巾架、置物架高度，安装扶手；

- 淋浴房配淋浴座椅并安装扶手。

康复工程

康复工程从工程角度着手，通过使用拐杖、助行架等辅助器具，增加符合人体工程学设施等方法来提高患者行动能力，减少跌倒发生，降低损伤危害。

骨质疏松症最常出现的问题是椎体压缩性骨折、脊柱畸形、股骨颈骨折、桡骨远端骨折和肱骨近端骨折。因此在治疗中应用康复工程原理，为患者制作合适的支具、矫形器和保护器是固定制动、减重助行、缓解疼痛、矫正畸形、预防骨折发生、配合治疗顺利进行的重要措施之一。如脊柱支具既限制脊柱屈伸，又防止椎体压缩骨折加重；髋保护器不仅可以有效预防跌倒后引起髋部骨折，还可以提高患者自身的防跌倒自信，从而获得较好的生活质量。

助行器可帮助步行困难的患者支撑体重，保持平衡，减轻下肢负荷，降低跌倒概率，预防骨折的发生。行动不便者可选用拐杖、助行架等辅助器具，以提高行动能力，减少跌倒发生。对跌倒风险较高的患者使用拐杖或髋部保护器，对急性或亚急性骨质疏松性椎体骨折的患者使用脊柱支架。

运动疗法、物理因子疗法、作业疗法和康复工程作为骨质疏松症及骨质疏松性骨折后康复治疗的重要手段，具有因人、因时和因病（是否骨折、骨折部位）而异的特点。采取合适的疗法对于提高骨密度、促进骨折愈合和改善患者预后具有重要的临床意义。

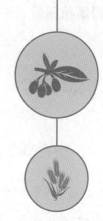

第四部分

骨质疏松症的
养生调护

饮食调养

饮食基本原则

骨质疏松症是一种疾病，其特点是骨骼中的骨密度减少和骨骼的变薄，容易导致骨折。饮食在预防和治疗骨质疏松症中起着重要的作用。

确保足够的钙摄入

骨质疏松是由于骨骼中钙的流失而引起的，因此补充足够的钙对于预防和治疗骨质疏松症非常重要。

• 饮食补钙：食物是获得钙最自然、最有效的途径。富含钙的食物包括奶制品（如牛奶、酸奶、奶酪）、豆腐、蔬菜（如花椰菜、菠菜、小白菜）、海产品（如虾、螃蟹、海带、紫菜）等。

• 注意摄入足够的维生素K、镁等：维生素K和镁对钙的吸收和骨骼健康也有一定的影响。保持均衡的饮食，摄入富含维生素K和镁的食物，如花椰菜、菠菜、坚果等。

需要注意的是，补钙不能过量，超过身体所需的钙会对肾脏和其他器官造成负担，因此在补钙过程中应遵循适量原则，并在医生的指导下进行。

补充维生素D

骨质疏松症与维生素D不足有很大的关联，因此补充足够的维生素D对于预防和治疗骨质疏松症非常重要。

• 饮食摄入：可以通过食物来摄入一定量的维生素D。富含维生素D的食物有鱼肝油、鲑鱼、沙丁鱼、金枪鱼等。此外，摄入一些经过强化的食品如牛奶、橙汁、谷物和酸奶中也可以补充维生素D。

• 注意药物相互作用：一些药物如抗癫痫药、类固醇、抗风湿药等可能会干扰维生素D的合成和利用能力。如果正在服用这些药物，应该咨询医生并寻求合适的补充维生素D的方法。

控制盐摄入量

控制盐摄入量对于骨质疏松症的预防和控制非常重要。高盐摄入会导致钙的排泄增加，从而对骨骼健康造成不利影响。

• 减少加工食品的摄入：加工食品通常含有较高的盐分。应该尽量减少加工肉类、罐头食品、腌制食品以及饼干、薯片等零食的摄入。

• 少添加盐和调味品：在烹饪时减少食盐的添加，尽量使用低钠的调味品。可以尝试使用香草、香料、柠檬汁等替代盐的调味品。

• 自制食物：自制食物可以更好地控制盐的用量。尽量选择新鲜的食材，烹饪时使用较少的盐，以保持食物的健康和鲜味。

• 注意食品标签：购买食品时，仔细查看食品标签，选择低钠或无盐添加的食品。要注意食品标签上关于盐的各种名称，如氯化钠、食盐等。

• 增加钾摄入：增加食物中钾的摄入，可以帮助平衡体内的钠和钾水平。富含钾的食物包括水果（如香蕉、橙子）、蔬菜（如菠菜、胡萝卜、番茄）、坚果和鱼类。

• 逐步降低盐的使用量：可逐步减少盐的使用量，让味觉适应较低的咸度。

适量摄入优质蛋白质

在骨质疏松症患者的饮食中，摄入足够的优质蛋白质对于骨骼健康非常重要。优质蛋白质含有人体所需的所有必需氨基酸，并且可以提供充足的营养支持。以下是一些增加优质蛋白质摄入的方法。

• 选择富含蛋白质的食物：优质的蛋白质食物包括瘦肉（如鸡胸肉、鱼肉）、豆类（如豆腐、黄豆、黑豆）、家禽（如鸡肉、火鸡肉）、鸡蛋、低脂奶制品（如低脂牛奶、酸奶）等。尽量选择低脂或脂肪含量适中的食物。

• 增加豆类和蔬菜的摄入：豆类和蔬菜是蛋白质的良好来源。可以适量增加豆类（如黄豆、红豆）和各种绿叶蔬菜（如菠菜、芥蓝）的摄入量。

• 增加鱼类摄入：海鱼是富含优质蛋白质和丰富的 ω−3 脂肪酸的食物。可以适量增加鱼类（如三文鱼、鳕鱼、鱼子酱）的摄入量。

• 在每餐中均衡分配蛋白质：尽可能在每餐中均衡分配蛋白质的摄入量。确保早餐、午餐和晚餐都包含一定量的优质蛋白质食物。

• 限制加工蛋白质食品的摄入：尽量避免过多摄入培根、午餐肉等高盐和高脂肪的肉制品。这些食品可能对骨骼健康不利。

增加纤维摄入

骨质疏松症患者可以通过增加纤维摄入来改善骨健康。

• 食用富含纤维的谷类食品：选择全麦面包、燕麦片、糙米等富含纤维的谷类食品，而不是精制面粉或白米。

• 多食用豆类和豆制品：豆类和豆制品如豆腐、豆浆、黑豆和红豆等富含纤维。

• 增加水果和蔬菜摄入：水果和蔬菜是天然的纤维来源，建议每天摄入5份水果和蔬菜。

• 多食用坚果和种子：坚果和种子如杏仁、核桃、花生和亚麻籽等富含纤维和其他营养物质。

• 增加全谷物摄入：除了全麦面包和糙米外，还可以选择其他全谷物如燕麦、玉米、大麦、荞麦和小麦胚芽等。

• 多食用蔬菜：蔬菜如菠菜、甘蓝、花椰菜和芹菜等富含纤维和钙，有助于骨骼健康。

限制咖啡因和酒精摄入

限制咖啡因和酒精摄入对于骨质疏松症的管理是很重要的，因为它们可能会对骨健康产生负面影响。

• 限制咖啡因摄入：咖啡因可能会干扰钙的吸收，因此建议减少饮用含咖啡因的饮料，如咖啡、茶和碳酸饮料。如果无法完全戒除咖啡因，可以逐渐减少摄入量并替代为无咖啡因的饮料。

• 限制酒精摄入：过量饮酒会干扰钙的吸收和骨细胞的功能，加速骨质疏松的发展。建议限制酒精摄入，男性每天不超过2个标准饮酒量，女性每天不超过1个标准饮酒量。

药膳调养

神农尝百草的传说，表明远古时代的人们已经在有意识、有目的地寻求可食与治病的原料。《素问·六节藏象论》指出："天食人以五气，地食人以五味。五气入鼻，藏于心肺……五味入口，藏于肠胃，味有所藏，以养五气，气和而生，津液相成，神乃自生。"《素问·金匮真言论》记载："东方青色，入通于肝，开窍于目，藏精于肝。其病发惊骇，其味酸，其类草木，其畜鸡，其谷麦，其应四时，上为岁星，是以春气在头也。其音角，其数八，是以知病之在筋也，其臭臊。南方赤色，入通于心，开窍于耳，藏精于心，故病在五脏。其味苦，其类火，其畜羊，其谷黍，其应四时，上为荧惑星。是以知病之在脉也。其音徵，其数七，其臭焦。中央黄色，入通于脾，开窍于口，藏精于脾，故病在舌本。其味甘，其类土，其畜牛，其谷稷，其应四时，上为镇星。是以知病之在肉也。其音宫，其数五，其臭香。西方白色，入通于肺，开窍于鼻，藏精于肺，故病在背。其味辛，其类金，其畜马，其谷稻，其应四时，上为太白星。是以知病之在皮毛也。其音商，其数九，其臭腥。北方黑色，入通于肾，开窍于二阴，藏精于肾，故病在溪。其味咸，其类水，其畜彘，其谷豆，其应四时，上为辰星。是以知病之在骨也。其音羽，其数六，其臭腐。"说明五谷与五畜均有其性味特点，分别与五脏功能相关。孙思邈在其著作《备急千金要方》中专辟"食治"篇，曰："夫为医者，必须先洞晓病源，知其所犯，以食治之；食疗不愈，然后命药。""若能用食平疴，释情遣疾者，可谓良工。""安身之本，必资于食；救疾之速，必凭于药。"金元时期"补土派"李杲主张补脾胃养元气；"攻下派"张子和主张"养生当论食补""精血不足当补之以食"；李时珍在《本草纲目》中收集大量谷、菜、果实、介、禽各部的食物。均说明了饮食调护在治疗疾病和养生保健中具有重要作用。

骨质疏松症是一种以低骨量和骨组织微结构破坏为特征，导致骨骼脆性增加和易发生骨折的全身疾病。中医学文献中无"骨质疏松症"病名，其应属"骨痹""骨痿"范畴，现代中医学者认为肝肾亏损、脾胃失和、气血虚弱、骨骼空虚、失荣不健是中老年人骨质疏松症的病机核心。故当以补益气血、调和脾胃、补肾健骨、填精益髓、滋阴养肝为原则施膳。现分类介绍药膳如下。

补气类

• 四君蒸鸭

【来源】《百病饮食自疗》。

【组成】嫩鸭1只，党参30g，白术15g，茯苓20g，调料适量。

【制法用法】

1.活鸭宰杀，洗净，去除嘴、足，入沸水中滚一遍捞起，把鸭翅盘向背部。

2.党参、白术、茯苓切片，装入双层纱布袋内，放入鸭腹。

3.将鸭子置蒸碗内，加入姜、葱、绍酒、鲜汤各适量，用湿绵纸封住碗口，上屉武火蒸约3小时。

4.去纸并取出鸭腹内药包、葱、姜。加精盐、味精，饮汤食肉。

【功效】益气健脾。

• 黄芪蒸鸡

【来源】《随园食单》。

【组成】嫩母鸡1只（约1000g），黄芪30g，食盐1.5g，黄酒15mL，葱、生姜各10g，清汤500mL，胡椒粉2g。

【制法用法】

1.母鸡宰杀后去毛，剖开去内脏，洗净。

2.先入沸水锅内焯至鸡皮伸展，再捞出用清水冲洗，沥干待用。

3.黄芪用清水冲洗干净，趁湿润斜切成2mm厚的长片，塞入鸡腹内。

4.把鸡放入砂锅内，加入葱、姜、绍酒、清汤、精盐，用湿绵纸封口。

5.上蒸笼用武火蒸，水沸后蒸1.5~2小时，至鸡肉熟烂。

6.出笼后去黄芪，再加入胡椒粉调味。

7.空腹食之。

【功效】益气升阳，健脾补虚。

• 法制猪肚方

【来源】《养老奉亲书》。

【组成】猪肚1具，人参20g，干姜6g，胡椒10g（微炒者佳），糯米30g，葱白、食盐、生姜、黄酒等适量。

【制法用法】

1.猪肚剖开，洗干净，入沸水锅内焯至表皮伸展，再捞出用清水冲洗，沥干待用。

2.胡椒、糯米小火炒至微黄，塞入猪肚内。

3.葱洗净后切成段，与胡椒、糯米、干姜、精盐等纳入猪肚，缝合，勿令泄气。

4.把猪肚放入砂锅内，加入生姜、绍酒、清汤，微火煮令烂熟。

5.空腹食之。

【功效】益气健脾，温中补虚。

【附方】猪脾粥（《圣济总录》）。由猪脾、猪肚各1具，粳米100g组成。功效健脾益气，适用于脾胃气虚所致不下食、米谷不化等。

• 黄芪猴头汤

【来源】《中国药膳学》。

【组成】猴头菇150g，黄芪30g，嫩母鸡250g，生姜15g，葱白20g，食盐5g，胡椒粉3g，黄酒10mL，小白菜心100g，清汤750mL。

【制法用法】

1.猴头菇经冲洗后放入盆内，用温水泡发，约30分钟后捞出，削去底部的木质部分，再洗净切成约2mm厚的大片。

2.发菌用的水用纱布过滤后留存待用。

3.嫩母鸡宰杀后洗净，切成条块。

4. 黄芪用热湿毛巾揩抹净，切成马耳形薄片。

5. 葱白切为细节，生姜切为丝，小白菜心用清水洗净待用。

6. 锅烧热下入猪油，投进黄芪、生姜、葱白、鸡块，共煸炒后放入食盐、绍酒及泡猴头菇的水、少量清汤，用武火烧沸后，改用文火再煮约1小时。

7. 下猴头菇再煮半小时，撒入胡椒粉和匀。

8. 先捞出鸡块放置碗底，再捞出猴头菇盖在鸡肉上。

9. 汤中下入小白菜心，略煮片刻，将菜心舀出置碗内，即成。

【功效】益气健脾，补益虚损。

• 人参猪肚

【来源】《良药佳馐》。

【组成】人参10g，甜杏仁10g，茯苓15g，红枣12g，陈皮1片，糯米100g，猪肚1具，花椒7粒，姜1块，独头蒜4个，葱1根，调料适量。

【制法用法】

1. 人参洗净，置旺火上煨30分钟，切片溜汤。

2. 红枣酒喷后去核；茯苓洗净；杏仁先用开水浸泡，用冷水搓去皮晾干；陈皮洗净；猪肚两面冲洗干净，刮去白膜，用开水稍稍烫一下。姜、蒜拍破，葱切段，糯米淘洗干净。

3. 把诸药与糯米、花椒、白胡椒同装纱布袋内，扎口，放入猪肚内。

4. 把猪肚放置在一个大盘内，加适量奶油、料酒、盐、姜、葱、蒜，上屉用旺火蒸2小时，至猪肚烂熟时取出。

5. 待稍凉后，取出纱布袋，解开，取出人参、杏仁、红枣，余物取出弃去不用，只剩糯米饭。

6. 把红枣放入小碗内，并将猪肚切成薄片放在红枣上，然后人参再放置在猪肚上。

7. 把盘内原汤与人参汤倒入锅内，待沸，调入味精。饮汤吃猪肚、糯米饭。

8. 每周服1~2次，长期服食效佳。

【功效】益气健脾，滋养补虚。

补血类

• 当归生姜羊肉汤

【来源】《金匮要略》。

【组成】当归20g，生姜30g，羊肉500g，食盐、黄酒、葱、胡椒粉等调料适量。

【制法用法】

1.将羊肉洗净，除去筋膜，切成小块，用开水焯过，沥干备用。

2.生姜切成薄片，下锅内略炒片刻，再倒入羊肉微炒，铲起。

3.当归洗净，纱布松松地包住捆扎好，与炒后的生姜、羊肉一并放在砂锅里，武火煮沸后，改用文火煲2~3小时即可。

4.服用前可以适当加一点盐和葱、胡椒粉等其他调料，吃肉喝汤。

【功效】温中补血，调经散寒。

• 归参炖母鸡

【来源】《乾坤生意》。

【组成】当归身20g，党参10g，母鸡1500g，生姜、葱、黄酒、食盐各适量。

【制法用法】

1.将母鸡宰杀后，去掉杂毛与内脏，洗净。

2.再将洗净切片的当归、党参放入鸡腹内，置砂锅中，加入葱、姜、料酒等，掺入适量的清水，武火煮至沸后，改用文火炖至鸡肉熟透即成。

3.可分餐食肉及汤。

【功效】补血益气，健脾温中。

• 红杞田七鸡

【来源】《中国药膳学》。

【组成】枸杞子125g，三七10g，肥母鸡1只，猪瘦肉100g，小白菜心250g，面粉150g，黄酒30mL，味精0.5g，胡椒粉5g，生姜10g，葱白30g，食盐10g。

【制法用法】

1.肥母鸡宰杀后去毛，剖腹去内脏，剁去爪，冲洗干净。

2.枸杞子拣去杂质，洗净；取三七4g研末备用，另6g润软后切成薄片；猪肉洗净剁细；小白菜心清水洗净，用开水烫过，切碎；面粉用水和成包饺子面团；葱洗净，少许切葱花，其余切为段；生姜洗净，切成大片，碎块捣姜汁备用。

3.整鸡入沸水中略焯片刻，捞出用凉水冲洗后，沥干水。

4.将枸杞子、三七片、姜片、葱段塞于鸡腹内。

5.鸡置锅内，注入清汤，入胡椒粉、绍酒，三七粉撒于鸡脯肉上。

6.用湿绵纸封紧锅口，上笼旺火蒸约2小时。

7.另将猪肉泥加精盐、胡椒粉、绍酒、姜汁和成饺子馅，再加小白菜拌匀。

8.面团分作20份擀成饺子皮，包20个饺子蒸熟。吃饺子与鸡肉。

【功效】补肝肾，益气血。

• 群鸽戏蛋

【来源】《养生食疗菜谱》。

【组成】白肉鸽3只，鸽蛋12个，人参粉10g，干淀粉30g，清汤130mL，湿淀粉15g，熟猪油100g，黄酒15mL，食盐7g，葱15g，酱油15mL，味精1g，姜块10g，胡椒粉0.8g，花椒12粒。

【制法用法】

1.新鲜白肉鸽去毛及内脏，洗净。

2.精盐、绍酒、酱油兑成汁，抹于鸽肉内外，将鸽子两腿翻向鸽背盘好。

3.炒锅置旺火上，下熟猪油烧至七成熟，放入鸽肉，炸约6分钟，捞出沥去油，放入蒸碗内，加姜葱、人参粉、清汤等，用湿绵纸封住碗口，置火上蒸至鸽肉骨松翅裂为度。

4.将鸽蛋蒸熟，用冷水略浸，剥去蛋壳，入干淀粉中滚动，裹上淀粉后入油中炸至色黄起锅。

5.将蒸好的鸽肉起出摆盘中，下放2只，上放1只，炸鸽蛋摆于周围。

6.再将蒸鸽原汤入锅加胡椒、味精、湿淀粉勾成芡汁入汤，将汤淋于鸽肉及蛋上即成。

【功效】益气养血，补益肝肾。

• 猪心枣仁汤

【来源】《四川中药志》。

【组成】猪心1具，茯神15g，酸枣仁15g，远志6g。

【制法用法】

1.将猪心剖开，洗净，置砂锅内，再将洗净打破的酸枣仁及洗净的茯神、远志一起放入锅内，加清水适量。

2.先用武火烧沸，打去浮沫后，改用文火，炖至猪心熟透即成。

3.只食猪心及汤。服食时可加精盐少许调味。

【功效】补血养心，益肝宁神。

气血双补类

• 十全大补汤

【来源】《良药佳馐》。

【组成】人参、黄芪、白术、茯苓、熟地黄、白芍各10g，当归、肉桂各5g，川芎、甘草各3g，大枣12枚，生姜20g，墨鱼、肥母鸡、老鸭、净肚、肘子各250g，排骨500g，冬笋、蘑菇、花生米、葱各50g，调料适量。

【制法用法】

1.将诸药装纱布袋内，扎紧袋口。

2.墨鱼、鸭肉、鸡肉、猪肚、肘子清水洗净；排骨洗净，剁成小块；姜洗净拍破；冬笋洗净切块；蘑菇洗净去杂质及木质部分。

3.各配料备好后同放锅中，加水适量。先用武火煮开后改用文火慢煨炖，再加入黄酒、花椒、精盐等调味。

4.待各种肉均熟烂后捞出，切成细条，再放入汤中，捞出药袋。

5.煮开后，调入味精即成。食肉饮汤，每次1小碗，早、晚各服1次。全料服完后，间隔5日后另做再服。

【功效】温补气血。

• 归芪蒸鸡

【来源】《中国药膳学》。

【组成】炙黄芪100g，当归20g，嫩母鸡1只（约1500g），黄酒30mL，味精3g，胡椒粉3g，食盐3g，葱、姜各适量。

【制法用法】

1.鸡宰杀后去净毛，剖腹去内脏洗净，剁去爪不用，用开水焯去血水，再于清水中冲洗干净，沥干待用。

2.当归洗净，块大者顺切几刀；葱洗净剖开，切成寸许长段；姜洗净去皮，切成大片。

3.把当归、黄芪装于鸡腹内，将鸡置锅内，腹部朝上，闭合剖口；姜、葱布于鸡腹上，注入适量清水，加入食盐、绍酒、胡椒粉，用湿绵纸将锅口封严。

4.上笼蒸约2小时后，取出去封口纸，去姜、葱，加适量味精调味，装盘即成。

【功效】补气生血。

• 当归羊肉羹

【来源】《济生方》。

【组成】当归25g，黄芪25g，党参25g，羊肉500g，葱、姜、黄酒、味精、食盐各适量。

【制法用法】

1.将羊肉洗净，将当归、黄芪、党参装入纱布袋内，扎好口，一同放入铝锅内，再加生姜、食盐、料酒和适量的水。

2.然后将铝锅置武火上烧沸，再用文火煨炖，直到羊肉烂熟即成。

3.加入葱、味精等调料，吃肉喝汤。可早、晚各食1次。

【功效】益气养血，温阳补虚。

补阳类

• 鹿角粥

【来源】《臞仙活人方》。

【组成】鹿角粉10g，粳米60g。

【制法用法】

1.先将粳米掏净，置于锅内加水煮粥。

2.待米汤数沸后调入鹿角粉，另加食盐少许，同煮为稀粥。

3.每日分2次服。

【功效】补肾阳，益精血，强筋骨。

• 枸杞羊肾粥

【来源】《饮膳正要》。

【组成】枸杞叶250g（或枸杞子30g），羊肉60g，羊肾1个，粳米60g，葱白2茎，食盐适量。

【制法用法】

1.将新鲜羊肾剖开，去内筋膜，洗净，细切。

2.羊肉洗净切碎。

3.煮枸杞叶取汁，去渣，也可用枸杞叶切碎，备用。

4.同羊肾、羊肉、粳米、葱白一起煮粥。

5.待粥成后，入盐少许，稍煮即可。

6.每日早、晚服用。

【功效】温肾阳，益精血，补气血。

• 羊脊骨粥

【来源】《太平圣惠方》。

【组成】羊连尾脊骨1条，肉苁蓉30g，菟丝子3g，粳米60g，葱、姜、食盐、黄酒适量。

【制法用法】

1.菟丝子酒浸3日，晒干，捣末。

2.肉苁蓉酒浸一宿，刮去粗皮。

3.将羊脊骨砸碎，用水2.5L，煎取汁液1L，入粳米、肉苁蓉煮粥。

4.粥欲熟时，加入葱末等调料，粥熟，加入菟丝子末、料酒20mL，搅匀，空腹食之。作汤佐餐服用也可。

【功效】补肾阳，益精血，强筋骨。

• 补骨脂胡桃煎

【来源】《类证本草》。

【组成】补骨脂100g，胡桃肉200g，蜂蜜100g。

【制法用法】

1.将补骨脂酒拌，蒸熟，晒干，研末。

2.胡桃肉捣为泥状。

3.蜂蜜溶化煮沸，加入胡桃泥、补骨脂粉，和匀。

4.收贮瓶内，每服10g，黄酒调服，不善饮者开水调服。每日2次。

【功效】温肾阳，强筋骨，定喘嗽。

• 壮阳狗肉汤

【来源】《华夏药膳保健顾问》。

【组成】狗肉200g，菟丝子5g，附片3g（在医生指导下使用），葱、姜各5g，食盐、味精、黄酒各适量。

【制法用法】

1.狗肉洗净，投入锅内焯透，捞出，洗净血沫，沥干，切块。

2.菟丝子、附片用纱布合包。

3.姜葱洗净，姜切片、葱切断备用。

4.锅内投入狗肉、姜片煸炒，烹入绍酒炝锅，倒入砂锅内，并将菟丝子、附片放入，加入清汤、食盐、味精、葱，以武火烧沸，撇净浮沫，用文火炖2小时，待狗肉熟烂，除去姜、葱，装入汤碗内即成。佐餐食用。

【功效】温脾暖肾，益精祛寒。

• 杜仲腰花

【来源】《华夏药膳保健顾问》。

【组成】杜仲12g，猪肾250g，黄酒25mL，葱50g，味精1g，酱油40mL，醋2mL，干淀粉20g，大蒜10g，生姜10g，食盐5g，白砂糖3g，花椒1g，食用油100g。

【制法用法】

1.杜仲以水300mL熬成浓汁，去杜仲。

2.再加淀粉、黄酒、味精、酱油、白砂糖拌兑成芡糊，分成3份待用。

3.猪腰子剖为两片，刮去筋膜，切成腰花。

4.生姜去皮，切片；葱洗净切成节，待用。

5.炒锅烧熟，入油，烧至八成热，放入花椒烧香，再投入腰花、葱、姜、蒜，快速炒散，沿锅倾入芡汁与醋，翻炒均匀，起锅装盘即成，佐餐食。

【功效】补肾益精，健骨强体。

滋阴类

• 清蒸人参甲鱼

【来源】《滋补保健药膳食谱》。

【组成】活甲鱼1只（约750g），人参3g，鸡翅250g，火腿、姜各10g，食用油、冬笋、香菇、葱各15g，黄酒15mL，清汤750mL，调料适量。

【制法用法】

1.人参洗净，切斜片，用白酒浸泡，制成人参白酒液约6mL，拣出人参片备用。

2.甲鱼宰杀后去壳及内脏，洗净，剔下裙边备用，甲鱼肉剁成4~6块。

3.沸水锅内加少量葱、姜及黄酒，放入甲鱼块烫去腥味，捞出用清水冲洗干净，沥干水。

4.火腿、冬笋切片；香菇洗净，斜切成两半，与冬笋用沸水焯一下；葱切段，姜洗净拍破。

5.将火腿片、香菇片、冬笋片分别铺于蒸碗底部，平铺一层甲鱼肉放在中央，甲鱼裙边排于周围，再放上剩余的火腿、冬笋、香菇、鸡翅及葱、姜、蒜、黄酒、黄盐、清汤、人参白酒液，上屉武火蒸1.5小时，至肉熟烂时取出。

6.将汤倒入另一锅内并拣去葱、姜、蒜，甲鱼肉翻扣于大汤碗中。再将原汤锅置火上加味精、姜水、黄酒、食盐，调好味，烧沸，打去浮沫，滤去渣，再淋入少许明油，浇入甲鱼肉碗内，人参片撒于其面上即成。单食或佐餐均可。

【功效】益气养阴，补虚强身。

• 益寿鸽蛋汤

【来源】《四川中药志》。

【组成】枸杞子10g，龙眼肉10g，制黄精10g，鸽蛋4枚，冰糖30g。

【制法用法】

1.枸杞子洗净，龙眼肉、制黄精分别洗净，切碎，冰糖打碎待用。

2.锅中注入清水约750mL，加入上三味药物同煮。

3.待煮沸15分钟后，再将鸽蛋打入锅内，冰糖碎块同时下锅，煮至蛋熟即成。

4.每日服1剂，连服7日。

【功效】滋补肝肾，益阴养血。

• 怀药芝麻糊

【来源】《中国药膳》。

【组成】怀山药15g，黑芝麻120g，粳米60g，鲜牛乳200mL，冰糖120g，玫瑰糖6g。

【制法用法】

1.粳米淘净，水泡约1小时，捞出沥干，文火炒香。

2.山药洗净，切成小颗粒。

3.黑芝麻洗净沥干，炒香。

4.上三物同入盆中，加入牛乳、清水调匀，磨细，滤去细茸，取浆液待用。

5.另取锅加入清水、冰糖，烧沸溶化，用纱布滤净，糖汁放入锅内再次烧沸后，将粳米、山药、芝麻浆慢慢倒入锅内，不断搅动，加玫瑰糖搅拌成糊状，熟后起锅。

6.早、晚各服1小碗。

【功效】滋补肝肾。

• 甲鱼补肾汤

【来源】《补药和补品》。

【组成】甲鱼1只，枸杞子30g，怀山药30g，女贞子15g，熟地黄15g。

【制法用法】将甲鱼去肠杂及头、爪，洗净，与诸药共煮至肉熟，弃药调味。食肉饮汤。

【功效】滋补肝肾。

日照原则

日照对于骨质疏松症的预防和治疗至关重要，因为它有助于身体合成维生素D，同时还可以提高心情和精神状态。以下是一些关于日照的建议。

选择适当的时段

• 早晨和傍晚时段：太阳辐射不会很强烈，风险较低。

• 避免强烈的阳光：中午时段阳光强烈，户外紫外线辐射会增加患皮肤癌的概率，患者应避免在这个时段暴露于阳光下。

选择适量时间

每天15~30分钟的日照，可以在增加维生素D合成的同时避免皮肤损伤。

保护皮肤

选择性暴露皮肤，面积不宜过大，可以遮挡部分皮肤，如穿长袖衣物，戴宽檐帽、太阳镜，涂抹防晒霜等，以降低皮肤损伤风险。

注意个体差异

患者应根据自身情况调整日照时间和强度。建议在医生的指导下进行。

运动指导

对于骨质疏松症患者来说，适度的运动是非常重要的，它可以帮助增强骨密度、提高肌肉强度和协调性，预防骨折和改善生活质量。以下是一些运动建议。

有氧运动

• 步行：步行是最简单且最有效的有氧运动之一。可以选择室内或室外进行，每天至少进行30分钟，快步走可以增加运动的强度，提高运动效果。

• 慢跑或跳绳：如果身体条件允许，慢跑或跳绳也是良好的有氧运动选择。应确保先进行适当的热身和拉伸，以降低受伤的风险。

• 游泳：游泳是一种低冲击力的有氧运动，适合骨质疏松症患者。在水中运动可以减轻关节和骨骼的压力，同时提高心肺功能。

• 骑自行车：骑自行车是一种有氧运动，对关节的冲击较小。可以选择室内健身车或户外骑行，根据个人情况调节速度和阻力。

• 舞蹈：舞蹈是一种有趣的有氧运动方式，可以提高心肺功能，增强肌肉力量和平衡能力。可以选择自己喜欢的舞蹈风格，如拉丁舞、爵士舞或有氧舞蹈课程。

在开始任何有氧运动之前，骨质疏松症患者应该咨询医生或专业健康指导，以了解自己的身体状况和限制，并确保以适当的方式进行运动。

力量训练

• 使用轻负荷和高重复次数的训练方式：使用较轻的负荷进行训练，每组重复次数较多，可以减少对关节和骨骼的压力。逐渐增加负荷的重量，但仍要保持适当的重量，以避免增加骨折风险。

• 使用弹力带或橡胶管：弹力带或橡胶管是进行力量训练的理想工具，

可以提供适度的阻力。可以用于不同部位的训练，如腿部、背部和手臂肌肉群。

• 增加核心肌肉训练：核心肌肉包括腹部、背部和盆底肌肉。通过进行核心肌肉训练，可以提高平衡能力，降低摔倒和骨折的风险。

• 避免危险动作和高冲击力运动：在进行力量训练时，避免进行危险动作或高冲击力的运动，如深蹲、跳跃和举重。这些动作可能增加骨折风险。

• 监督和指导：最好在专业指导下进行力量训练，确保正确的姿势和技术。专业指导可以帮助您选择合适的训练计划，并根据您的情况进行个性化的调整。

重要的是，骨质疏松症患者在进行力量训练之前，应咨询医生或专业健康指导，了解自己的身体状况和限制，并确保以适当的方式进行训练。

平衡和柔韧性训练

平衡训练

• 做简单的步行练习：从平稳的地面开始，逐渐向不平整的地面过渡。进行前后、左右和斜向的步行，以提高身体的平衡能力。

• 单脚站立：尝试用一只脚站立一段时间，逐渐延长持续时间。可以在墙边或椅子旁边找到支撑，以增加稳定性。

• 做平衡练习：比如单脚踮脚尖、闭眼站立、交替腿部举起等练习，以提高平衡感。

柔韧性训练

• 做伸展运动：进行全身的伸展运动，包括颈部、肩膀、背部、腿部等。每个动作要缓慢进行，保持舒适的拉伸感。避免过度拉伸或使用强烈的冲击力。

• 尝试瑜伽或太极：这些练习强调身体的平衡和柔韧性，适合骨质疏松症患者进行锻炼。

• 使用弹力带进行伸展：将弹力带绑在脚踝或手腕上，进行不同方向的伸展动作，可以增加柔韧性。

在进行平衡和柔韧性训练时，需要根据个人情况和能力逐渐增加难度。如果有严重骨质疏松的情况，建议在专业指导下进行训练，并遵循医生或专业健康指导的建议。

避免高冲击性运动

骨质疏松症患者应该避免高冲击性运动，以防止骨折和进一步损伤。以下是一些建议。

• 避免跳跃运动和高冲击性活动：避免进行打篮球、踢足球等激烈的有氧运动，这些运动对关节和骨骼施加的压力较大，容易导致骨折。

• 替换高冲击性运动为低冲击性运动：例如选择骑自行车、游泳、慢跑或快走等低冲击性运动，以减少对骨骼的压力。

• 寻找非重载运动：非重载运动，如瑜伽、太极拳和普拉提等，可以提高柔韧性和平衡，同时对骨骼压力较小。

危险因素控制

控制骨质疏松症患者的危险因素可以帮助延缓疾病的进展，以下是一些常见的危险因素控制措施。

控制体重

• 保持适当的体重：体重过重或过轻都会对骨骼健康产生不利影响。过重会增加骨骼负荷，而过轻则可能导致骨质流失。确保体重在健康的范围内，有助于维持骨骼健康。

• 适量控制热量摄入：过高的热量摄入会导致体重增加，增加骨骼负荷。骨质疏松症患者应合理控制热量摄入，保持适当的体重。建议遵循均衡饮食原则，控制高糖、高脂肪食物的摄入。

· 增加运动量：适度的体育锻炼有助于增强骨骼健康，预防骨质疏松症。骨质疏松症患者可以选择适合自己的有氧运动，如散步、跳舞、游泳等，同时也可以进行力量训练，以增强肌肉和骨骼的稳定性。

· 定期检查体重：定期检查体重可以帮助患者监控自己的体重变化，及时调整饮食和运动计划。如果骨质疏松症患者有减重或增重的需要，最好咨询医生或营养师的建议，制定适合自己的计划。

戒烟和限制酒精、咖啡因摄入

烟草中的尼古丁和其他化学物质会干扰骨骼的正常代谢和重新吸收，进一步加速骨质疏松症的发展。酒精、咖啡因的摄入也会增加骨质疏松症的风险。

避免长期使用或过度使用特定药物

长期使用和过度使用某些药物（如糖皮质激素和抗惊厥药物）会增加骨质疏松的风险。如果必要，应与医生讨论其他替代药物或酌情减少药物的剂量。

避免摔倒和受伤

骨质疏松症使骨骼易于受伤和骨折，因此预防摔倒和受伤是关键。应保持室内外的环境清洁整洁，使用防滑地毯或垫子，并确保家中的楼梯和浴室设施安全。

定期进行骨密度检测

骨密度检测可以帮助评估骨质疏松症的风险和进展，医生会根据检测结果给出相关建议和治疗方案。

参考文献

［1］ 中华医学会骨质疏松和骨矿盐疾病分会.原发性骨质疏松症诊疗指南（2022）［J］.中华内分泌代谢杂志，2023，39（5）：377-406.

［2］ 李粉粉，周德定，叶周丰，等.上海市城乡老年人跌倒的流行病学特征［J］.中华流行病学杂志，2019，40（7）：779-785.

［3］ 葛继荣，王和鸣，郑洪新，等.中医药防治原发性骨质疏松症专家共识（2020）［J］.中国骨质疏松杂志，2020，26（12）：1717-1725.

［4］ 中华医学会骨质疏松和骨矿盐疾病分会，章振林.原发性骨质疏松症诊疗指南（2022）［J］.中国全科医学，2023，26（14）：1671-1691.

［5］ 马远征，王以朋，刘强，等.中国老年骨质疏松诊疗指南（2018）［J］.中国老年学杂志，2019，39（11）：2557-2575.

［6］ 黄宏兴，史晓林，李盛华，等.肌少-骨质疏松症专家共识［J］.中国骨质疏松杂志，2022：1-18.

［7］ 吴芷若，霍亚南，甘萍，等.抗骨质疏松症药物序贯治疗研究现状［J］.中国骨质疏松杂志，2023，29（1）：134-138.

［8］ 曹盼举，张晓刚，王志鹏，等.中医古籍对骨质疏松症病因病机及治则的认识探析［J］.中医药信息，2018，35（5）：31-34.

［9］ 杨迎.骨质疏松症患者合理饮食的健康教育［J］.护理与康复，2010，9（6）：537-538.

［10］ 谢梦洲.朱天民.中医药膳学"十三五"规划教材［M］.北京：中国中医药出版社.2016，11.